물속에 든 염소가 범인이다

물속에 든 염소가 범인이다

초판 1쇄 발행 2006년 7월 14일
3판 2쇄 발행 2025년 9월 1일

지은이 조셉 M. 프라이스
옮긴이 박수정

펴낸이 김명선
펴낸곳 도서출판 나라
주소 경기도 성남시 분당구 탄천상로 151번길 20
전화 02-415-3121
팩스 02-415-0096

등록번호 제11-227호
이메일 narabooks@daum.net

ISBN 978-89-89806-29-5

값 8,500원

*좋은 독자가 좋은 책을 만듭니다.
*나라출판사는 독자 여러분의 의견에 항상 귀 기울이고 있습니다.

물속에 든 염소가 범인이다

조셉 M. 프라이스/지음
박수정/옮김

충격적인 이론과 증거!

증가하는 심장병, '염소로 소독한'
식수가 그 원인이다!

Nara
도서출판나라

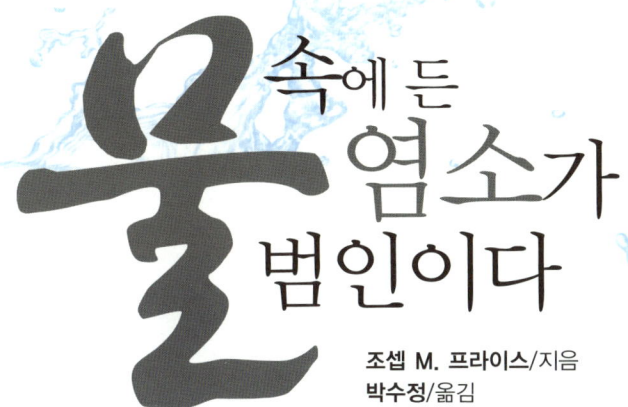

〉〉 헌 사

나의 아버지 조셉 A. 프라이스께 이 책을 바친다.

수십 년 전, 아버지는 처음으로 염소 이론의 개념을 세우고, 실험을 통해 증명한 후 그 이론을 널리 알리는 데 앞장서 왔다. 내가 그 배턴을 이어받은 뒤, 생명활동에 중요한 정보를 제공하는 과정에서 부정적인 의견을 보인 의사나 의료 연구진 그리고 일반 대중의 무관심으로 수년간 숱한 좌절과 역경을 겪었음에도 아버지는 끊임없이 나를 격려해 주었다.

아버지가 길을 닦고 나는 '염소 이론'이 언젠가는 빛을 발할 것이라는 아버지의 신념을 따라 그 길을 걸었을 뿐이다. 이 책의 내용은 진실이자 굽힐 수 없는 역사의 흐름이다. 이 진실을 널리 전파하는 길에 수많은 장애물을 놓았던 무지한 사람들도 더 이상 이를 잠재울 수 없을 것이다.

통찰력이 뛰어난 조지 롬니 전 미시건 주 주지사가 짜증스러운 순간에 내뱉은 말이 있다.

"위대한 성취를 이룬 사람의 발뒤꿈치나 할퀴는 이 하찮은 똥개들에게 수두를!"

》 머리말

'생명', 이것은 우리에게 가장 소중한 것이자 모든 것을 가능하게 하는 근본이다. 하지만 우리는 아프기 전에는 혹은 질병으로 고생하는 사람을 보기 전에는 그 소중함을 깨닫지 못한다. 살아있지 않다면, 모든 것은 무의미해진다. 그럼에도 사람들은 마치 생명보다 더 중요한 것이 있는 것처럼 '살아있음'에 감사하지 못한다.

그런 의미에서 이 책은 우리에게 아주 소중하다. 왜냐하면 우리의 생명을 구할 수 있기 때문이다.

이 책은 우리가 매일 마시는 '물'에 대한 이야기다. 오염된 물을 마시면 어떤 문제가 발생하는지, 물에 든 유독한 염소(chlorine)로부터 우리 자신을 보호하려면 어떻게 해야 하는지 구체적인 조언이 담겨 있다. 더 나아가 최근의 정수기 업체들이 가장 강조하는 '염소' 문제에 접근해 의학적 지식 없이도 쉽게 이해할 수 있도록 '동맥경화 염소 이론'을 자세히 서술하고 있다.

그뿐 아니라 동맥경화증[1]으로 인한 심장마비나 뇌졸중, 기타 질환의 두려움으로부터 벗어나려면 어떻게 해야 하는지를 제시하고 있다. 또한 계란, 소고기, 돼지고기, 양고기, 지방을 빼지 않은 우유 등의 자연식품을 피하지 않아도 된다는 좋은 소식을 구체적으로 알려준다.

---

1) 이 책에서는 특히 일반적인 동맥경화증으로 알려진 '죽상동맥경화증(Atherosclerosis, 동맥의 내막이 섬유성으로 비후하여 그 내벽에 지질(脂質)이 침착(沈着)한 것)'을 다루고 있다.

염소 이론은 막연한 추정에서 나온 것이 아니다. 그것을 입증하기 위해 나는 충분한 증거를 제시하고 있다. 어떤 것은 임상적, 전염병학적, 인구통계학적 증거이고, 또 어떤 것은 형식적인 과학 실험들이다.

이 책은 새롭고 독창적이다. 만약 당신이 이 책을 다 읽고 난 후에도 어떤 물을 마셔야 할지 결정하지 못한다면, 나는 이 책을 쓴 목적을 이룰 수 없을 것이다. 하지만 나는 당신이 새로운 이론을 이해하고 콜레스테롤과 심장마비, 건강에 대한 비합리적인 공포에서 벗어나 맛있는 영양을 누리며 사는 길을 선택할 것이라 믿는다.

많은 사람이 잘못된 조언을 받아들여 화학물질이 잔뜩 첨가된 인공 '저콜레스테롤' 음식을 먹으면서 건강에 좋을 것이라고 생각하는 현실이 안타깝다. 그들은 정말로 건강에 좋은 자연음식이 아닌 인공음식을 먹으면서 '먹기 위해 사는' 대신 '살기 위해 먹는 것' 같은 삶을 살고 있다. 그러한 식습관은 동맥경화증, 심장마비, 뇌졸중 등을 예방하는 데 하나도 도움이 되지 않으며,

오히려 인공 화학첨가제로 인해 암 등의 질병을 유발할 수 있다.

'물' 만 잘 마시면, 즉 염소가 없는 물을 마시면 심장마비나 관련 질환의 두려움 없이 어떤 것이라도 먹을 수 있다. 계란, 소시지, 베이컨, 버터 바른 토스트, 버터를 녹여 얹은 야채, 소고기 구이, 돼지고기 구이, 햄, 포크찹, 양다리, 램찹, 전유, 크림, 등 가릴 필요가 없다. 이들은 좋은 천연음식일 뿐 아니라 우리의 몸에도 좋다! 다만, 물에 든 염소는 피하라!

>> CONTENTS

헌사 4

머리말 6

1부 / 동맥경화증과 콜레스테롤 이론

1장 전염병보다 더 치명적인 심질환 14

2장 심장마비 17

3장 뇌졸중 26

4장 기타 동맥경화성 질환 28

5장 콜레스테롤 이론 32

6장 콜레스테롤 이론은 타당한가? 38

2부 / 범인은 염소다!

7장 범인은 염소다! 52

8장 염소 이론의 실험적 증명 70

9장 실용적인 제안 76

10장 이미 진행 중인 동맥경화를 어찌할 것인가 84

11장 잠행성 화학물질 중독과 미래 88

12장 기득권과의 대결 90

13장 해결되지 않은 문제들 98

14장 관심 있는 시민으로서 우리의 의무 104

15장 염소 이론에 대한 다양한 관심 106

C♥RONARIES
CH♥LESTEROL
CHL♥RINE

1부

동맥경화증과 콜레스테롤 이론

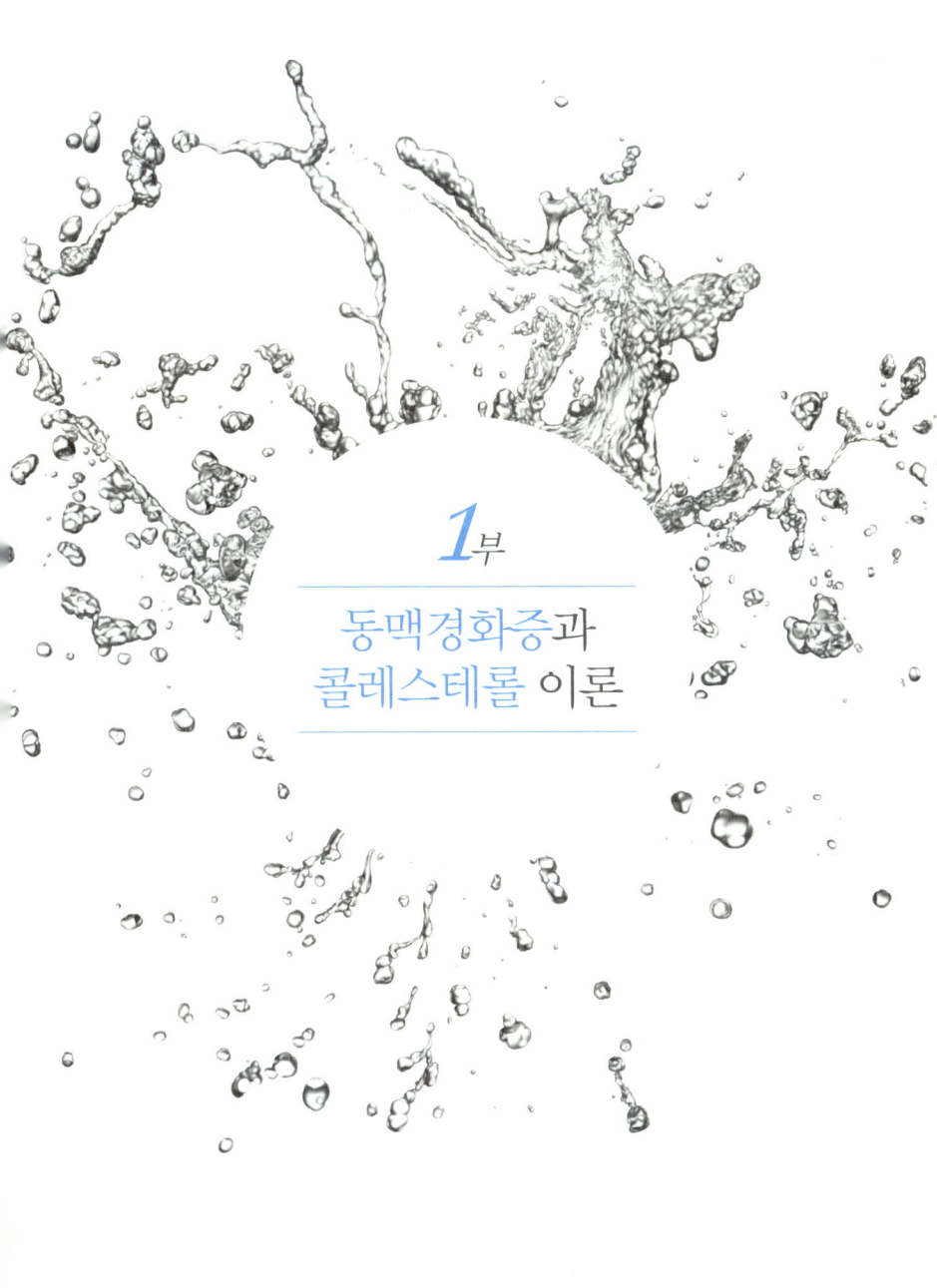

1장

전염병보다 더 치명적인 심질환

'전염병' 하면 으레 옮기기 쉬운 질병이 한 지역 혹은 나라를 휩쓸고 지나가는 끔찍한 이미지가 떠오른다. 물론 오늘날에도 간혹 전염병이 발병해 각 나라의 보건 담당자들을 긴장하게 하지만, 사실은 다른 질병이 전염병보다 더 심각한 문제를 낳고 있다. 예를 들어 해마다 심각한 전염병으로 사망한 사람보다 몇 배나 더 많은 사람들이 심질환(heart attack; 심근경색 혹은 심장마비)이나 뇌졸중(stroke)으로 생명을 잃거나 불구가 되고 있다.

그것이 어느 정도로 빈번하게 발병하는가는 우리 주변을 돌아보면 쉽게 알 수 있다. 아마도 주변에서 누군

가는 심장마비 혹은 뇌졸중으로 사망했거나 그 후유증을 앓고 있을 것이다. 이 두 가지 질병은 암과 더불어 현대 사회에 상당히 넓게 퍼져 있고, 각국 정부에서는 치료제 개발을 위한 연구에 많은 지원을 하고 있다. 특히 미 의회는 심장마비와 뇌졸중을 위한 연구, 건강센터 설립을 위해 수백만 달러를 지출하는 데 승인했다. 이것은 역사가 시작된 이래 인력, 시설, 비용 면에서 최대 규모라 할 만큼 야심 찬 의료 프로젝트다.

매사추세츠 주의 프레이밍햄 심장연구소(Framingham Heart Study) 소장 윌리엄 P. 카스텔리 박사는 「심장 위험요소로서의 콜레스테롤」에서 이렇게 말하고 있다.

"심장혈관질환(cardiovascular diseases), 뇌혈관질환(cerebrovascular diseases), 관상동맥 심질환(coronary heart disease), 뇌졸중(stroke)은 오늘날 인류에게 고통을 주는 가장 주요한 질병인 동시에 통제되지 않고 있는 질병이다. 특히 사망 인구의 절반에 해당하는 사람들이 관상동맥 심질환과 동맥경화증(atherosclerosis)이 원인으로 작용해 사망하고 있다."

관상 심장마비는 관상동맥혈전증(coronary-thrombosis)이나 심근경색증(myocardial infarction)으로도 알려져 있지만, 이 책에서는 일반적으로 심장마비(heart attack)라는 용어를 사용하려 한다. 심장마비는 현재 미국에서 사망 원인 1위로, 매년 50만 명의 미국인이 심장마비로 사망한다.

그러나 이러한 통계수치만으로는 실제로 문제가 얼마나 심각한지 알 수 없다. 사망 인구 외에도 심장마비를 겪었지만 사망하지 않은 사람들의 의료비용, 월급 손해액, 환자와 그 가족이 겪는 계산할 수 없는 육체적, 정신적 고통 등을 생각해 보면 총비용은 엄청날 것이다.

환자가 사망하지 않더라도 환자와 그를 사랑하는 이들에게 심장마비가 미치는 영향은 죽음과 다를 바 없이 참혹하다. 더 나아가 생존자들의 생산력 상실은 국가 전체적으로 볼 때 어마어마한 손실이다. 어느 면으로 보나 이것은 전염병 이상의 전염병이다.

2장

심장마비

만약 당신이 중년의 나이에 접어들었다면, 아마도 한번쯤은 심장마비를 두려워한 적이 있을 것이다. 심장마비란 무엇일까? 심장마비를 겪는다는 것은 어떤 느낌일까? 당신이 심장마비를 겪을 확률은 어느 정도일까? 심장마비에 걸리지 않도록 하려면 어떻게 해야 할까?

지금부터 하나씩 살펴보도록 하자.

'심장마비' 하면 우리는 막연히 심장에 갑자기 뭔가 나쁜 일이 생기고 그 결과로 죽을 수도 있는 질병이라고 생각한다. 하지만 이 '살인범'에 대한 대응책을 이해하려면 '심장'에서 실제로 어떤 일이 일어나는지 확실히 알아둘 필요가 있다.

먼저 심장의 구조를 간단하게나마 알아두는 것이 좋다. 심장은 속이 빈 근육으로 주먹 하나 정도의 크기이며 신체의 모든 부분에 피를 흘려보내는 생명유지의 기능을 한다. 이 심장은 엄마 뱃속에서 수정된 후 몇 주가 지나면 뛰기 시작해 죽을 때까지 변치 않고 계속 뛴다.

인체의 다른 근육과 마찬가지로 심장도 음식과 산소를 운반하는 혈액을 지속적으로 공급받아야 한다. 그런데 이상하게도 심장근육은 심실 안에 들어있는 혈액을 사용할 수 없다. 대신, 심장근육으로 공급되는 혈액은 전적으로 관상(심장)동맥이라고 불리는 두 개의 작은 혈관으로부터 온다. 인체의 대동맥에서 온 관상동맥은 심장의 바깥표면을 따라 흘러와 심장근육으로 들어가서 혈액을 공급하는 것이다.

이 두 개의 작은 혈관이 심근(심장근육)으로 가는 유일한 혈액공급원으로 둘 중의 하나가 막히면 그 혈관으로부터 혈액을 공급받는 부분의 심근이 죽는다. 심근의 일부가 죽는 것을 의학용어로 '심근경색(myocardial infarction)', 일반적인 용어로 '심장마비(heart attack)' 라고 한다. 죽은 심근 부위가 작으면 그 부위는 점점 반흔조직으로 대체되고 환자는 회복될 가능성이 크다. 심근 부위가 크면 몇 분 혹은 몇 시간 내에 사망할 수도 있는데, 이는 일반적으로 부정맥(arrhythmia)이나 불규칙한 심장박동의 결과다. 또한 회복기 초기 2주에 가장 흔하게 나타나는 다른 합병증의 결과로 사망할 수도 있다.

이제 심장마비를 일으킨 사람에게 어떤 일이 생기는지 알아보자.

심장마비가 일어나면 일반적으로 갑자기 심하게 뻐근한 고통을 느끼며 가슴 중앙에 짓누르는 듯한 통증이 온다. 그 통증은 팔을 따라 내려가거나 목을 따라 올라가기도 하며 특히 왼쪽에 나타난다. 이러한 고통은 종종 식은땀, 구역질, 힘 빠짐 등을 동반하며 때로 호흡이 짧아지기도 한다.

심장마비 환자 중 많은 사람이 급성경색을 겪기 며칠 전 혹은 그 이전부터 간헐적인 가슴의 통증을 느끼는데, 이를 경고성 통증이라 한다. 그러나 이 시기에 신체검사를 하거나 심전도를 체크할지라도 특별한 이상

증세는 나타나지 않는다.

그렇다면 무엇이 혈관폐쇄(막힘)를 일으키는 것일까?

동맥경화증의 일종인 죽상(粥狀)동맥경화증은 특정한 지방물질이 동맥 내벽에 침착해 서서히 혈관의 폭이 줄어들게 만든다. 이는 수도관 파이프에 녹이 슬어 점점 노폐물이 쌓여가는 것에 비유할 수 있다. 다만, 동맥의 경우 이물질이 쌓이면서 몸의 반응에 따라 더욱 복잡해진다는 차이가 있을 뿐이다. 이렇게 쌓인 지방물질을 죽종(粥腫, atheromas; 동맥 아테롬)이라고 하는데, 노란색의 불룩 튀어나온 플라크(판)처럼 보인다.

죽상판 안이나 주변에서 자연출혈이 발생하여 혈액이 응고되고, 그때 생긴 혈전이 관상동맥으로 흘러 들어가는 혈류를 막았을 때 심장마비가 일어나기 때문에 '관상동맥 혈전증' 이라는 용어를 사용하기도 한다. 죽상판에 의해 관상동맥이 부분적으로 막히지 않으면 심장마비는 일어나지 않는다.

그러면 관상동맥이 좋은 상태인지, 죽상판에 의해

부분적으로 막혀 있는지, 갑작스러운 혈관폐쇄로 심장 마비를 일으킬 가능성은 없는지 알아낼 수 있는 방법은 없을까? 결론적으로 말해 관상동맥이 확실히 좋은 상태라는 것을 증명할 수 있는 안전한 방법은 없다. 겉보기에도 멀쩡하고 의사에게 심전도와 스트레스 지수가 정상이라는 말을 듣고 돌아서 문을 나서다가도 급성 심장 마비로 쓰러질 수 있다!

간헐적인 가슴통증 현상인 협심증은 운동이나 감정적 스트레스, 추위 등의 요인으로 일어날 수도 있으며, 심장근육에 흘러드는 혈액이 줄어들어 일어날 수도 있다. 관상동맥이 동맥경화증으로 너무 가늘어져 심장이 특별히 더 많은 혈액을 필요로 할 때 충분한 혈액을 공급하지 못해 통증이 일어날 수도 있는 것이다.

따라서 동맥경화증이 진전되어 어느 때라도 심장마비를 일으킬 수 있는 사람이 아무런 증상을 나타내지 않는 경우가 있는가 하면, 협심증처럼 동맥에 변화가 많이 진전되어 심장마비가 언제라도 닥칠 수 있는 경우도 있다. 아무런 증상이 없는 사람들이 참고할 수 있는 심장마비 소인(素因)과 관련된 요인에는 다음과 같은 것이 있다.

① 남성
② 흡연
③ 고혈압
④ 중년 혹은 그 이상의 나이
⑤ 높은 혈중 콜레스테롤 수치 혹은 '저밀도 지단백(LDL)'
⑥ 당뇨병
⑦ 비만
⑧ 낮은 수준의 육체활동
⑨ 심장마비 가족력
⑩ 짧은 신장
⑪ '연한' 음료수
⑫ 기타

이 목록에서 당신에게 해당하는 것이 많을수록 심장마비 확률은 높아진다. 목록의 ①번이 '남성'이라는 점에 주목하라. 가장 전형적인 심장마비 희생자는 육체활동을 거의 하지 않고 흡연을 하는 과체중의 중년 남성이다. 그렇다고 이런 선입견에 얽매이면 다른 중요한 질문에 답을 찾기가 어렵다. 예를 들어 이런 질문을 생각해 보자. "여성은 심장마비에 걸리는가?"

여러 대중매체가 다루는 의료분야의 내용을 보았다면 당연히 '그렇다'라고 생각할 것이다. 나에게도 20대 여성이 찾아와 동맥이 막혀 심장마비를 일으킬까 두려워 계란이나 붉은 고기를 먹지 않는다며 '콜레스테롤 수치'를 측정해 달라고 했던 경우가 있다.

물론 여성도 심장마비에 걸린다. 하지만 당뇨나 고혈압, 희귀한 홍반성낭창(루프스) 같은 질병 등 심각하게 복잡한 질병을 앓고 있지 않는 한, 폐경 이후에만 걸린다. 특이한 경우를 제외하고 폐경 이전의 여성, 즉 12세에서 50세 사이의 여성은 동맥경화증이나 심장마비, 뇌졸중에 대한 면역력이 있다. 이 '면역력'은 에스트로겐(estrogen; 여성호르몬)과 연관된 것으로 보이며, 난소(여성분비선)가 제거되거나 기능을 멈추면 면역력도 사라진다. 이에 따라 심장마비에 걸릴 가능성이 큰 남성에게 합성 에스트로겐을 투여하자는 의견이 제기되기도 했지만, 널리 받아들여지지는 않았다.

젊은 남성이나 어린이도 심장마비에 걸릴까? 놀랍게도 심장마비가 중년이나 노년의 남성에게만 해당되는 질병은 아니다. 중년 이상의 남성에게 주로 나타나긴 하지만, 최근에는 젊은층에게도 일반적으로 나타나고 있다. 겉보기에 매우 건장한 30대 남성이 심장마비로 갑자기 쓰러지는가 하면, 어린이의 경우에도 특이한 유전적 이상 현상이 있으면 치명적인 심장마비가 나타난다. 뒤에서 좀더 다루겠지만, 근본적인 동맥경화증의 질병 과정은 유년기에 시작될 수도 있다.

하루아침에 동맥의 내벽에 노폐물이 쌓이는 것은 아니다. 대부분의 경우, 그것은 뚜렷한 증상이 나타나기 10년에서 20년 전에 시작된다. 그렇다고 특정 그룹의 모든 남성이 같은 수준으로 노폐물이 쌓이는 것은 아니다. 어떤 남성은 45세의 나이에 심장마비로 사망하는가 하면, 같은 나이의 다른 남성은 앞으로 45년 동안 끄떡없을 젊고 깨끗한 동맥을 갖고 있을 수도 있다. 심지어 식습관 문제로 골머리를 앓는 선진국에서조차 꽤 많은 나이에 동맥질환의 흔적 없이 사망하는 남성도 있다.

3장

뇌졸중

동맥경화증은 인체 내 동맥계의 거의 모든 부분에서 발생할 수 있다. 동맥에서 진행된 동맥경화증의 결과로 나타나는 증상이나 신호는 보통 해당 장기로 공급되는 혈액의 부족에서 나타나는 것이다.

일단, 뇌에 혈액을 공급하는 동맥이 동맥경화증의 영향을 받으면 뇌졸중이 발생할 수 있다. 뇌졸중은 뇌로 흘러들어가는 혈액공급이 제대로 이루어지지 않을 때 발생한다. 혈액이 자유롭게 흘러들어가 영양을 공급하지 못하면 뇌의 해당 부위는 죽을 수도 있다.

심장 조직은 살아있는 조직이 파괴된 조직을 '보강' 해 줄 수 있지만, 안타깝게도 뇌 조직은 특정 부위가 죽었을 때 그 부위와 연결된 기능을 영원히 잃을 수도 있다. 예를 들면 부분적으로 마비가 일어나거나 말하기와 읽기 능력의 상실, 말 혹은 글을 이해하는 능력을 잃을 수 있는 것이다.

뇌졸중은 크게 두 가지로 나뉘는데, 하나는 뇌로 들어가는 혈관에서 피가 나는 뇌출혈이고 다른 하나는 죽상판으로 이미 좁아진 뇌혈관을 혈전이 막는 뇌혈전증이다. 선천성 딸기동맥류처럼 몇몇 예외적인 것을 제외하고는 대부분 뇌졸중의 선행 원인은 동맥경화증의 과정이다. 즉, 동맥의 내벽이 약해져 혈관이 파열돼 뇌 속으로 피가 흘러 들어가거나 아니면 뇌 속의 동맥 내경이 좁아져 혈전에 의해 갑자기 혈관이 막히기 쉽게 되는 것이다. 소위 '작은 뇌졸중'이라 불리는 일과성허혈발작의 일반적인 원인은 죽종의 일부가 떨어져 나와 작은 뇌혈관을 막는 데 있다.

4장

기타 동맥경화성 질환

동맥경화증의 결과로 나타나는 중요한 두 가지 질병은 심장마비와 뇌졸중이지만, 같은 과정에서 나타나는 2차적인 질병도 여러 가지가 있다. 예를 들어 죽종으로 혈관이 막히거나 출혈을 일으켜 뇌졸중이 나타나지 않더라도 어지럼증, 일과성 마비, 건망증, 날카로운 판단력 상실 등 만성뇌혈관 질환의 징후가 나타나기도 한다.

흔히 노망(老妄)이라고 하는 것은 '작은 뇌졸중' 혹은 '미니 뇌졸중' 이 여러 번 일어난 결과이다. 또한 동맥경화증이 다리로 가는 동맥에 영향을 주면, 말초혈관 질병과 관련된 증상이 나타나게 된다. 예를 들면 걸을 때는 장딴지에 통증이 나타나다가 쉬면 통증이 줄어드는 간헐성파행이나 발가락 혹은 발, 다리에 괴저(壞疽, gangrene; 당뇨병 환자에게 가장 일반적으로 나타나는 현상)가 나타난다.

그밖에 복부대동맥 동맥류는 대부분 죽종이 형성되는 과정에서 혈관벽이 약해져 파생되는 증상으로, 대동맥이 확장되어 파열하면 내출혈을 일으켜 갑자기 사망할 수도 있다. 남성의 발기불능도 죽종이 생식기로 가는 정상적인 혈액공급을 막기 때문에 나타나는 현상이다. 죽종이나 당뇨병 신경병증 같이 심각한 신경계질환이 없고 심리학적으로 정상적인 남성은 70대 혹은 80대까지 성적 능력을 발휘할 수 있다.

결국 동맥경화증은 오늘날의 가장 파괴적인 질병들을 이끌어내는 기본적인 병리과정임을 알 수 있다. 특히, 이것은 현대의학으로는 대처할 수 없는 많은 만성질환의 선행 원인이다. 구체적으로 동맥경화증의 질병 과정은 다음 질병의 토대가 된다.

① 심장마비(심근경색증, 관상동맥혈전증 등)와 협심증(심장 통증)

② 뇌졸중

③ 말초동맥질환(간헐성파행 증상 포함)

④ 대동맥 동맥류(타 동맥 포함)

⑤ 작은 뇌졸중에 따른 노망 및 치매

⑥ 혈관 기능 부족으로 인한 남성 발기불능

⑦ 기타 증상

C♥RONARIES
CH♥LESTEROL
CHL♥RINE

5장

콜레스테롤 이론

동맥이 딱딱해지는 동맥경화증이란 정확히 무엇인가? 동맥이 노폐물로 막히는 이유는 알려져 있는가? 단도직입적으로 말해 근대의학은 아직까지 동맥경화증의 명확한 원인 요소를 인정하지 않고 있다. 비전문 출판물, 심지어 전문의학 출판물도 명확한 원인을 알고 있는 듯한 인상을 풍기지만 말이다.

사실, 의학자들 사이에서도 동맥 내벽에 지질이 쌓이는 정확한 원리 혹은 기초지식에 대해서조차 커다란 의견 차이를 보이고 있다. 동맥경화증의 원인에 대해 유일하게 알려진 것은 특정한 '상관관계' 뿐인데, 이는 인과관계와는 의미가 전혀 다르다. 상관관계란, 서로 다른 두 가지가 동시에 공존하지만 어느 한 가지가 다른 한 가지의 원인이 되는 것은 아니라는 것을 뜻한다.

상관관계에 대한 어처구니없는 예를 하나 들자면, 영국으로 수입되는 바나나의 양과 그 지역 출산율 사이에는 밀접한 상관관계가 있다는 연구 결과가 있다. 조금 덜 황당한 예를 들면 특정 인구 단위 내에 있는 전화기 수와 심장병에 의한 사망률 사이에는 커다란 상관관계가 있다고 한다.

동맥경화증의 발현은 나이, 성별, 유전적 요인, 내분비균형, 정신상태, 약물, 운동, 직업, 기후 등 다양한 요소와 상관관계가 인정되기는 하지만, 죽상경화발생(아테롬경화발생, 죽상경화증이 발생하는 원인)을 연구하는 사람들의 가장 큰 관심과 연구대상은 콜레스테롤에 초점이 맞춰져 왔다.

콜레스테롤은 사람을 죽이기 위해 신이 실수로 맛있는 음식에 넣은 물질이라는 일반적인 인식과 달리, 모든 동물세포에 존재하는 콜레스테롤은 동물의 삶에 필수적인 지방물질(지질)이다. 특히 콜레스테롤은 많은 필수화합물을 만드는 화학기점으로 우리 몸에 절대적으로 필요하다. 예를 들어 기본적인 여성, 남성 호르몬을 포함하는 필수 스테로이드계 호르몬은 유일하게 콜레스테롤로만 만들어진다. 그리고 인간의 뇌는 상대적으로 높은 비율의 콜레스테롤로 만들어져 있다.

인체의 콜레스테롤은 두 가지 원천으로부터 온다.

첫째, 콜레스테롤은 매우 중요하기 때문에 음식 섭취와 상관없이 인체가 단순한 화합물로부터 필요한 콜레스테롤을 만들어낸다. 인체가 콜레스테롤의 항상성을 유지하는 것은 상당히 중요하므로 다른 어떤 화합물보다 세포 내의 콜레스테롤을 더욱 철저하게 조절한다. 이 점을 생각해 보면 무지한 의학자들이 의학적 전문지식이 부족한 일반인에게 혈액이나 좋은 음식에 들어 있는 콜레스테롤은 무조건 위험하며 유해하다는 것을 확신시켰다는 것이 놀랍기만 하다.

둘째, 콜레스테롤은 동물성 음식, 즉 기름진 육류, 우유, 계란, 버터 등으로부터 섭취된다. 음식으로 섭취한 콜레스테롤은 우리를 서서히 죽이는 독이 절대로 아니다! 우리 몸은 콜레스테롤 항상성을 유지하며 음식으로 콜레스테롤을 얻을 경우 몸에서 스스로 콜레스테롤을 만들지 않아도 된다.

근대의학 연구자들이 심장 연구를 하면서 콜레스테롤에 집중하는 데는 여러 가지 이유가 있다.

첫째, 수십 년 동안 죽상판은 어느 부위에 형성되었든 주요 화학성분이 콜레스테롤로 구성되었다고 알려져 왔다. 사실, 죽종은 기본적으로 콜레스테롤 퇴적물에 대한 신체의 염증반응이라고 주장하는 사람도 있다.

둘째, 특정 동물에게 콜레스테롤이 높은 먹이를 먹이면 사람에게 생기는 죽종과 비슷한 환부가 생성되기도 한다.

셋째, 혈중 콜레스테롤 수치와 심장마비 · 뇌졸중 같은 동맥경화성 질병이 발병할 가능성 사이에 상관관계가 있는 것으로 보인다.

실제로 특정 가족의 경우, 희귀한 유전적 결함으로 가족 구성원이 이상하게 높은 혈중 콜레스테롤 수치를 나타내기도 한다. 심지어 이런 유전적 영향으로 8세가 되기도 전에 심장마비로 사망하는 어린이가 있었다고 한다.

정말로 콜레스테롤이 동맥경화증의 주요 원인이라면, 콜레스테롤 함량이 높은 음식물 섭취를 피함으로써 심장마비나 뇌졸중을 피할 수 있을 것이다. 그렇다면 이것은 타당한 주장인가?

현재 가장 널리 받아들여지고 있는 이론은 콜레스테롤을 함유한 음식을 과다 섭취하면 동맥경화증과 그로 인해 일어나는 질병에 걸리기 쉽다는 것이다. 이런 시각이 영향력 있는 사람들의 지지를 받고 있는 것은 사실이다. 그 결과, 지난 몇 년간 지방과 콜레스테롤이 높은 음식을 과다 섭취하지 않도록 하라는 비공식캠페인이 펼쳐져 왔다. 또한 연구자들이 주로 식물성 기름에서 찾을 수 있는 '고도불포화지방'이 인체 내에서 콜레스테롤이 높은 '포화지방'에 대한 대항효과가 있다는 것을 발견해 냈다.

혹시 TV나 잡지에서 이런 광고 문구를 본 적이 있는가?

"고도불포화지방을 많이 함유한 ○○마가린!"

그러나 1994년, 하버드 의과대학 영양학 책임자는 수소 첨가 가공으로 생산되어 인공 '트랜스지방(trans fatty; 불포화지방인 식물성 기름을 가공식품으로 만들 때 산패(酸敗)를 억제하기 위해 수소를 첨가하는 과정에서 생기는 지방)'을 함유하고 있는 마가린은 포화지방보다 더 나쁘며, 이것이 미국 내에서 연간 2만 건의 심장마비가 추가로 발생하는 결과를 냈다고 발표했다.

이 분야에 종사하는 많은 '전문가'는 식이요법이나 약물, 그밖에 다른 수단으로 혈중 콜레스테롤 수치를 낮춘다면 심장마비나 뇌졸중이 발생할 확률을 확실히 줄일 수 있다고 믿는다. 실제로 심장마비나 뇌졸중을 지연시키거나 아예 없앨 수 있을 거라는 바람으로 최근 몇 년간 콜레스테롤을 포함한 혈액 속의 지방물질을 낮추는 고가의 새로운 약품이 쏟아져 나오기도 했다.

6장

콜레스테롤 이론은 타당한가?

누군가 이런 말을 했다.

“잘 조직된 무지(無知)함이 때로 지혜로 여겨지기도 한다.”

사실, 모든 사람이 식이요법으로 동맥경화증을 피할 수 있다고 믿는 것은 아니다. 몇몇 연구진은 혈중 콜레스테롤을 낮추는 것이 관상동맥 심질환 및 뇌졸중의 위험률을 낮추거나 동맥경화증에 영향을 미친다는 직접적인 증거가 없다는 것을 강조해 왔다. 또한 미국 식품의약청은 제약회사들이 혈청지질(콜레스테롤과 트리글리세리드)을 저하시키는 약을 광고할 때, 심장마비로 인한 사망률에 긍정적 영향을 준다는 문구를 쓸 수 없도록 규제하고 있다.

이처럼 콜레스테롤과 심장마비, 뇌졸중 사이의 인과 관계는 아직 증명되지 않았다. 그렇다면 동맥경화증과 콜레스테롤 이론이 완전하지 않다는 시각에 대한 증거는 있는가? 이 논의를 하는 데 있어서 반드시 기억해야 할 점이 있다. 그것은 현대의학이 어떤 문제의 해결책을 알지 못한다는 것을 인정하기 싫어한다는 점이다. 하다못해 현대의학은 지식에 근거한 추측에 지나지 않는 가상적인 이론을 마치 해결책인 것처럼 제시한다.

물론 진보하려면 그러한 출발점이라도 필요하다. 하지만 안타깝게도 더 나은 이론이 없다는 이유로 콜레스테롤 이론은 마치 증명이 끝난 이론처럼 대접을 받고 있다. 그 이론이 입증되어서가 아니라, 과학적으로 입증할 수 없는 공백상태를 채울 수 있다는 이유로 말이다.

콜레스테롤 이론은 철저하게 진실로 받아들여져, 다른 것에 대해서는 과학적이고 통찰력 있는 권위자조차 이 주장에 조금이라도 의문을 불러일으킬 증거가 나타나면 비논리적으로라도 해명하기에 급급하다. 이처럼 소름끼치도록 비과학적인 태도를 취하는 이유는 콜레스테롤 이론을 부인하면 그보다 더 널리 받아들여질 만한 가설로 대체해야 하기 때문이다.

사실, 콜레스테롤은 불완전하지만 정통 의학전문가들에게 유일하게 받아들여지고 있는 그럴싸한 이론이다. 그 잘못된 이론은 적어도 1969년까지는 완벽하게 받아들여졌다. 그러나 그 이론을 좀더 합당한 것으로 대체하지 않는다면, 의학계는 현대인의 최대 사망원인에 대항할 능력이 전혀 없다는 것을 인정해야만 할 것이다.

나는 베트남에서의 군복무를 마치고 돌아온 28세 무렵, 이러한 사실을 널리 알리고자 애썼다. 그 후 25년의 세월이 흘렀고 그 기간 동안 심장마비로만 최소한 1천2백만 명이 불필요하게 사망했다. 내가 책과 광고, 강의, TV 출연 등을 통해 염소 이론을 널리 알렸음에도 아까운 생명들이 소리 없이 사라진 것이다. 지금은 정수기 제조업자나 판매업자 중 그들의 제품이 염소를 제거한다는 것을 강조하지 않는 업체는 단 한 곳도 없다. 나의 책이 출간되기 전까지만 해도 신성시되어 비난할 수 없는 존재처럼 여겨지던 염소가 이제 제거되어야만 하는 존재로 바뀐 것이다.

현재 캘리포니아 주의 주민 일곱 명 중 한 명은 생수나 정수된 물을 마시는데, 이는 적어도 잠재적으로는 염소의 위험성을 깨닫고 있음을 의미한다. 나의 책이 출간된 이후, 심장마비로 사망하는 사람의 비율이 점점 감소하고 있다는 사실은 우연의 일치일까?

그러나 아직까지 나의 염소 이론은 널리 받아들여지지 않고 있다. 그렇기 때문에 나는 심장전문의가 심장마비로 사망했다는 말을 들으면 아무리 애써도 자비로운 마음이 생기지 않는다.

나의 염소 이론에 반하는 화학업체들의 '침묵의 음모'에 대해 나는 초기부터 알고 있었다. 1960년대, 이 이론으로 큰 일을 해보겠다던 어느 변호사가 화학업체의 압력을 받고 갑자기 일을 그만두었기 때문이다.

나는 의사들이나 의학 연구자들이 나의 이론을 받아들이기는커녕 한번 살펴보는 것조차 거부하는 이유가 매우 강한 토대에 있음을 나중에야 깨달았다. 추정에 불과한 콜레스테롤 이론을 토대로 수십 년간 경력을 쌓아온 의사나 의학연구자들이 생계를 위협할 수도 있는 새로운 이론을 쉽게 받아들일 수 없는 것은 자명한 이치다.

수년에 걸쳐 세금으로 거둬들인 수십억 달러가 무익한 심장병 연구에 들어갔다. 아니, 무익한 정도가 아니라 나의 염소 이론을 억압하는 결과를 낳았으므로 오히려 해로웠다고 볼 수 있다. 그토록 엄청난 자금을 지원받던 사람들이 갑자기 지금까지의 자신의 연구가 모두 틀렸다고 어떻게 말할 수 있겠는가. 의미 없는 연구를 하느라 수십 억 달러가 낭비되고, 그 사이에 수백만 명의 아까운 목숨이 심장마비로 사망했다는 것을 자신들의 입으로 어찌 말하겠는가.

이보다 더 걱정이 되는 것은 의사나 의학 연구자뿐 아니라 일반 대중까지 콜레스테롤 이론을 받아들여 '집단망각'에 빠져 있다는 점이다. 칼스 맥케이는 자신의 저서 「대중의 미망과 광기」라는 책에서 이렇게 말하고 있다.

"모든 시대에는 그 시대가 푹 빠져드는 특이한 어리석음, 즉 어떤 계획이나 프로젝트 혹은 환상이 있다."

제임스 P. 호건 역시 이러한 현상을 정확하게 표현하면서 "시대적으로 사회는 집단적인 망각에 사로잡히는데, 그 집단적 망각은 스스로 생명력을 얻어 마치 현실처럼 느껴지며 그 기대치에 못 미치는 모든 요소는 무시된다"고 말한다.

나는 동맥경화증에 대한 콜레스테롤 이론을 의료진으로부터 일반 대중에게로 퍼져 내려간 시대적 환상이며 전통적인 '집단망각'으로 본다. 더욱이 이것은 자생능력까지 얻어 스스로를 먹이로 삼아 끝없이 발전하고 있다. 경제적 집단망각은 돈이 다 떨어지면 결국 사라진다. 하지만 이론은 다르다. 그러니 스스로 생명력을 얻어 다른 요소를 모두 무시하는 콜레스테롤 이론을 나 혼자서 어떻게 염소 이론으로 누를 수 있겠는가. 염소 이론을 펼친 지 25년이 흘렀어도 나는 아직 외로운 외침을 계속하고 있다.

그러면 콜레스테롤 이론에 대항할 수 있는 현실적인

증거를 좀더 자세히 살펴보자. 다음에 제시되는 것들은 꽤 설득력이 있다.

세계적으로 모든 지역에서 똑같은 심장마비나 뇌졸중 발병률이 나타난다면, 동맥경화증에 대해 확실한 해결책을 찾을 수 있는 희망은 거의 없을 것이다. 만약 그것이 사실이라면 우리는 동맥경화증을 피할 수 없는 노화과정의 일부라고 받아들일 수밖에 없다. 그러나 다행스럽게도 그것은 사실이 아니다. 콜레스테롤 이론의 강한 지지자들도 동맥경화증은 '질병'의 과정이며 세계적인 현상이 아니고, 적어도 이론적으로는 이 증상을 지연하거나 줄여나갈 수 있음을 인정한다.

현재 미국 내에서 심장병을 앓고 있는 사람들 가운데 남성이 여성에 비해 3분의 1이상이나 많다. 사실, 1930년대까지만 해도 발병률은 비슷했다. 이는 곧 그 이전까지는 폐경기 이전의 여성처럼 심장병에 면역성이 있던 남성이 1930년 이후 심장병의 영향을 더 많이 받게 되었음을 의미한다. 즉, 그 이전에도 심장병은 있었지만 1930년이 되어서야 통계자료에 영향을 줄 만큼 많이 발생했다는 얘기다. 그렇다면 20세기 초반에 환경적인 요인이 동맥경화증의 병인(病因)에 영향을 주기 시작했다는 것을 뜻한다. 왜냐하면 동맥경화증은 임상적 증상이 나타나기 10~20년 전에 선행하기 때문이다.

그렇다면 콜레스테롤은 그 이유가 될 수 없다. 콜레스테롤은 인류가 존재하는 기간 동안 죽 함께했기 때문이다.

관상동맥 심질환이나 기타 동맥경화 증상은 20세기 이전에는 기본적으로 알려지지 않았으며, 이 질환의 원인은 좀더 근대적인 뿌리를 두고 있다. 그렇다면 이러한 논점을 지지할 만한 다른 역사적 사실이 있는가? 협심증은 일반적으로 관상(심장)동맥이 죽상경화증으로 폭이 좁아졌다는 것을 의미하는데, 협심증을 겪는 경우 종종 심장마비가 뒤따른다. 그런데 이 협심증은 1768년이 되어서야 처음으로 논의의 대상이 되었다. 이후, 이 질병은 150년 동안 극도로 희귀한 질병이었으며 그 기간에 발병한 협심증도 원인이 동맥경화에 있다고 볼 수는 없다. 실제로 오늘날에도 드물게 대동맥에서 매독성 병발(併發)이나 빈혈과 같은 질병의 결과로 협심증이 나타나기도 한다. 동맥경화와 관련이 없는 협심증은 매우 드물기는 하지만, 20세기에 들어서기 전까지는 협심증 그 자체도 매우 드물었다.

이제 심장마비에 대해 생각해 보자.

심장마비는 관상(심장)동맥의 동맥경화증의 결과로 나타나는데, 이 현상은 20세기 초반 이전까지만 해도 거의 알려지지 않았다. 관상동맥 혈전증(심장마비와 동의어)에 대한 최초의 임상기록은 1912년이 되어서야 만들어졌다. 위대한 윌리엄 오슬러 경도 1910년 심장병 강의에서 이 질병에 대해 언급하지 않았고, 세계적으로 유명한 심장전문의 폴 더들리 화이트 박사도 1920년이 되어서야 처음으로 심근경색증 환자를 보았다.

1966년, L. 마이클스는 「영국 심장학 저널」에 발표한 논문 「관상동맥 심질환의 병인론; 역사적 접근」에서 1912년 이전의 관상혈전증에 대해 비교적 정직하게 말하고 있다.

“심장마비가 인식되지 않은 증상이라기보다는 오히려

거의 존재하지 않을 수도 있다는 가능성을 진지하게 고려해 보아야 한다."

이제 동맥경화증이나 심장마비, 뇌졸중 같은 임상증상은 인류와 나이를 함께한다는 이론의 가면이 벗겨졌다. 그렇다면 이제 콜레스테롤의 역할을 어떻게 보아야 할까?

물론 콜레스테롤이 동맥경화증과 그 합병증을 일으키는 원인 중 하나일 수도 있지만, 그것 하나만으로는 불충분하다. 콜레스테롤이 주요 원인은 아닌 것이다. 이 관점을 지지하는 증거는 상당히 많다.

여러 가지 문헌을 주의 깊게 조사한 결과, 19세기 말 영국인의 3분의 1이 현재의 기준으로 보아 과도하다고 여겨질 만큼의 지방을 섭취했는데도 심장마비나 동맥경화증에 대한 징후는 전혀 보이지 않았다. 또 다른 인상적인 발견은 중국에서 동맥경화성 심장병이 전혀 알려지지 않았다는 사실이다.

7억 명의 인구에 심장마비가 없다! 그렇다고 중국인이 지방을 거의 섭취하지 않았던 것도 아니다. 농부들이 주로 채식을 했던 것과 달리 상위 계층의 전통 음식은 속이 메슥거릴 정도로 기름졌다. 그럼에도 불구하고 그 상위 계층에게도 동맥경화증은 나타나지 않았다.

에스키모인은 또 어떤가. 그들의 지방 섭취량은 믿을 수 없을 만큼 많다. 어른 한 사람이 앉은 자리에서 고래 기름을 몇 킬로그램씩 먹기도 한다. 더욱이 이러한 식생활은 평생 지속된다. 그럼에도 그들에게는 동맥경화증으로 인한 심장마비나 뇌졸중이 없다.

그런데 1988년, 에스키모인들이 동맥경화증으로부터 보호받는 이유는 그들이 한류성 어류를 먹음으로써 오메가3 다포화지방산을 섭취하기 때문이라는 주장이 나왔다. 이러한 주장이 「뉴잉글랜드 의학저널」에 발표되자마자 약품 광고업자들은 자신들의 제품을 파는 데 정신이 없었다. 이후, 최근의 연구에서는 사람(아마도 염소로 소독한 물을 마시는 사람)이 생선지방을 섭취하면 동맥경화증의 발현과 커다란 상관관계가 있는 혈중 콜레스테롤 수치를 높일 수 있다는 의견이 제시되고 있다.

아직 의문은 남았다.

몇 년 전, 유명한 잡지에 펜실베이니아 주의 로세토라는 마을에 대한 기사가 실렸다. 이 마을에 사는 사람들은 대체로 뚱뚱하고 비정상적으로 동물성 지방이 많은 식사를 하는데도 불구하고, 그 지역을 벗어나지 않는 한 심장마비에 대한 면역력이 있는 것으로 나타났다. 이것은 생각해 볼 여지가 있는 얘기가 아닌가?

동물 중에서도 몽골의 설치류 저빌 쥐는 지방이 높은 식생활을 하고 혈중 콜레스테롤 수치가 높은데도 동맥경화증 징후를 전혀 보이지 않는다. 이밖에도 여러 가지 사례가 있으며, 그것은 앞으로 이어질 내용을 통해 알게 될 것이다.

C♥RONARIES
CH♥LESTEROL
CHL♥RINE

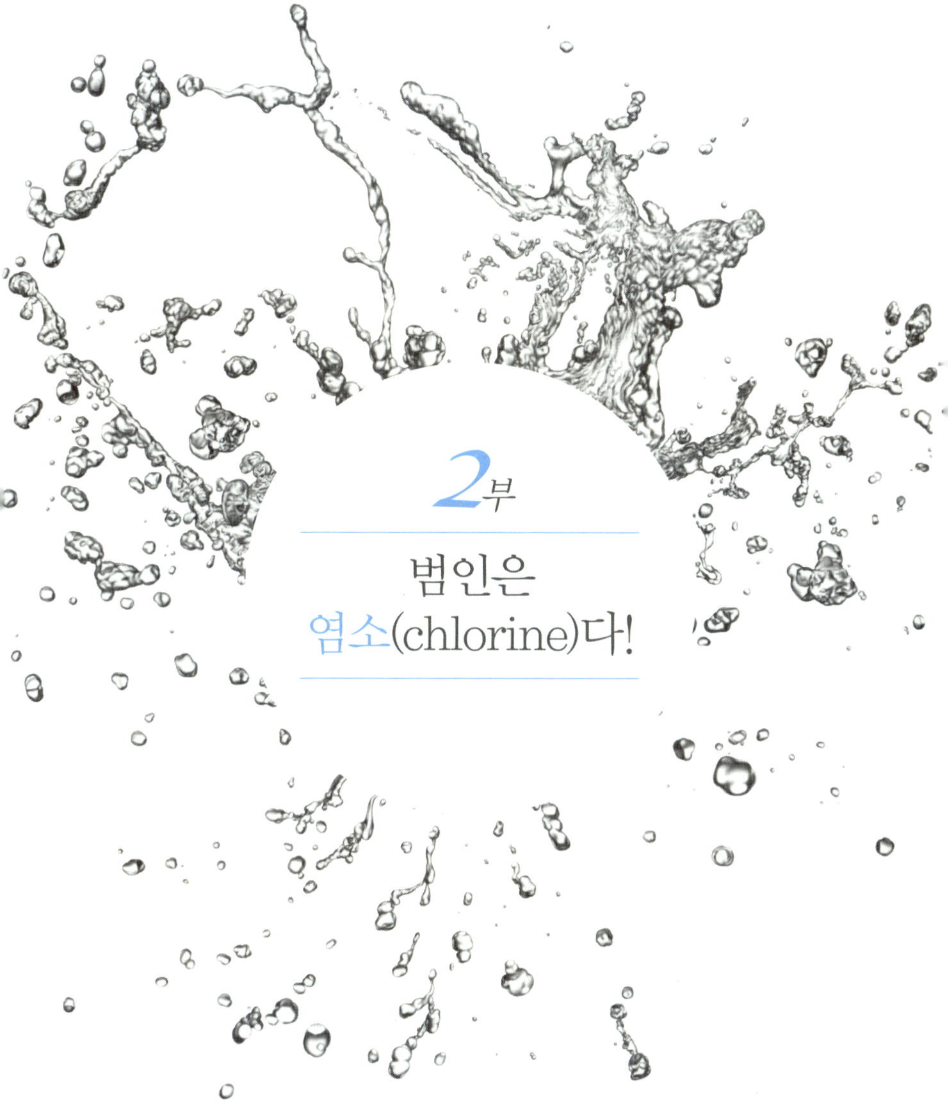

2부

범인은 염소(chlorine)다!

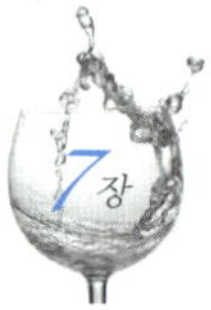

범인은 염소(chlorine)다!

동맥경화증의 질병 과정으로 나타나는 심장마비와 뇌졸중의 원인이 콜레스테롤에 있지 않다면, 지방을 피하는 식이요법으로 심장마비나 뇌졸중을 예방할 수 없단 말인가? 그렇다. 그렇다고 콜레스테롤이 동맥경화증 발생에 아무런 역할도 하지 않는다거나 식습관이 별다른 차이를 가져오지 않는다고 말하는 것은 아니다. 콜레스테롤은 동맥경화증에 기여하는 많은 요소 중 하나이므로 식습관의 변화는 어느 정도 질병의 진행에 영향을 줄 수 있다. 흡연이나 운동 같은 다른 '요소'들도 어느 정도 영향력이 있다.

다만, 나는 콜레스테롤과 포화지방이 낮은 음식물을

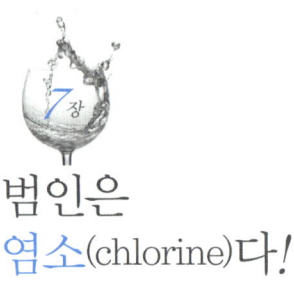

섭취할지라도 심장마비나 뇌졸중에 대한 면역력을 보장할 수 없다는 얘기를 하고 싶을 뿐이다. 담배를 피우지 않는 사람이 피우는 사람보다 발병률이 낮기는 하지만, 여전히 심장마비나 뇌졸중은 일어날 수 있다. 규칙적인 운동에도 같은 논리가 적용된다. 물론 식습관을 바꾸는 경우에도 마찬가지 결과가 나온다.

그렇다고 너무 걱정할 필요는 없다. 다행히 이 책은 기존의 콜레스테롤 이론의 신빙성을 떨어뜨리는 데 그치지 않고, 그 대안을 제시하고 있다. 지금도 시중에는 동맥경화증이 단순히 천연 콜레스테롤이나 포화지방이 함유된 정상적인 음식을 먹은 결과일 수 없다는 내용의 책들이 많이 있다. 그러나 그런 저서들은 동맥경화증이나 심장마비 혹은 뇌졸중을 피할 수 있는 방법에 대해 대안을 제시하지 못한다.

그렇다면 나는 어떠한가? 분명히 말하지만 나에게는 대안이 있다. 그리고 나의 독창적인 염소 이론을 뒷받침하는 반박할 수 없는 과학적 증거도 있다.

돌이켜 보면 동맥경화증과 그로 인한 질환들의 해결책을 마련할 수 있는 여러 가지 연구가 있었음에도 불구하고, 그것은 거의 한 세기 동안 무시되어 왔다. 특히 20세기 의학이 '잘 보이고 싶다' 는 간절함 때문에 유치한 수준의 콜레스테롤 이론을 받아들이고 다른 가능성을 모두 배제했다는 것은 비극이다. 의사와 의학연구자들은 기막힌 방법으로 자신들이 만들어 놓은 콜레스테롤 이론에 합당하지 않은 것은 모두 무시하거나 왜곡했다. 그러므로 고전적인 콜레스테롤 가설(지금까지 '이론' 이라고 했지만, 사실은 '가설' 에 지나지 않는다)은 전형적인 '집단망각' 의 개념에 속한다.

심장마비나 뇌졸중처럼 중요하고 널리 퍼져 있으며, 기본적으로 불치의 병이나 다름없는 질병이 100년 전에는 전혀 알려지지 않았다는 것은 믿기 어려운 일이다. 이것이 사실이라면(분명한 사실이다), 지난 80~90년 사이에 뭔가 변화가 있었지만 의학자들이 그것을 파악하지 못했다는 뜻이 된다. 이런 근시안적인 태도에는 그럴 만한 이유가 있다.

동맥경화증에 대해 이성적이고 생산적인 사고를

억제한 장애물은 동맥경화성 질병이 인류와 그 나이를 함께한다는 개념을 무조건 받아들인 것이다. 하지만 심장마비나 뇌졸중 같은 동맥경화성 질병은 역사가 100년 이하이고, 지금도 근대 서구문명의 영향을 받은 사람들에게로 한정되어 있다. 그러므로 이러한 질환의 원인을 근대 서구문명에서 찾아 볼 필요가 있다.

선조들의 삶과 현대인의 삶을 구분하는 잣대로 가장 먼저 떠올리는 것은 '스트레스' 다. 오늘날 스트레스는 다양한 분야에서 주요 관심대상이지만, 여기서는 스트레스를 집중적으로 다루지 않겠다. 만약 현대인이 스트레스 속에서 살고 있다면, 항상 느닷없는 공격에 대비해 총을 지니고 다녀야 했던 개척시대의 사람들은 어땠을 거라고 생각하는가? 그들은 화살이 가슴을 관통해서 죽었을지는 모르지만, 심장마비로 죽지는 않았다! 그래도 당시의 사람들은 죽는 순간까지 활동적으로 살다가 세상을 떠났다. 그러나 오늘날에는 수많은 노인이 뇌동맥이 막혀 노쇠한 식물인간으로 수년간 누워 지내며 사랑하는 이들에게 엄청난 짐을 지우다가 떠난다.

물론 당시의 수명은 40년밖에 안 되었고 현재 나타나는 '퇴행성질환'에 걸릴 만큼 오래 살지 않았다고 주장하는 사람도 있을 것이다. 그렇다면 다시 한번 사실을 살펴보자.

미국에서 지난 한 세기동안 수명이 연장된 것은 영유아의 사망률이 감소했기 때문이다. 냉정하게 따져 당신이 현재 50세라면 1900년에 50세였을 당신의 증조할아버지의 수명보다 단 몇 개월이 더 길뿐이다. 역사상 어느 때를 보더라도 오래 살았던 사람은 많았다. 이는 세계 어느 나라에서든 똑같다.

다음으로 우리는 체내 필수물질 부족이라는 가능성을 살펴보아야 한다. 그러나 현대 서구문명에서 두드러지게 발생하는 질병이 영양결핍 때문이라는 것은 가능성이 거의 없어 보인다. 오히려 그 반대가 더 논리적일 것이다.

마지막으로 '중독'의 가능성을 살펴보자. 이는 적당량이 있을 때는 해가 없는 물질이 비정상적으로 많아지면 질병의 원인이 되는 것을 말한다. 콜레스테롤 이론은 이 범주에 속한다. 왜냐하면 음식을 통해 비정상적으로 많은 양의 지방을 섭취했을 때 그것이 질병의 원인이 된다는 이론이기 때문이다. 그러나 이 '중독'을 다른 물질에 적용해 본다면 어떨까? 과연 타당성이 있을까?

우리는 여러 가지 면에서 인류 역사상 아주 독특한 시대를 살고 있다. 특히 중요한 사실은 매년 수십 가지의 새로운 화학합성물이 나타나고 그것이 필연적으로 인체 내에 들어간다는 점이다. 유사 이래 인체는 지속적으로 유해한 화학물질에 노출되어 왔다. 음식물뿐 아니라 대기와 수질오염이 유해한 환경을 제공했던 것이다. 그러나 수천 년간 인체는 생존을 위해 그러한 환경에 적응해 왔고, 천연 독을 어느 정도 처리할 수 있는 효소시스템을 발달시켰다.

이러한 적응 과정은 일반적으로 수백 세기에 걸쳐 진행된다. 그런데 지난 몇 십 년 사이에 완전히 이질적인 화학물질들이 놀라울 만큼 많은 형태와 양으로 생겨나고 있다. 그러므로 1세기도 되지 않은 동맥경화증처럼 최근에 생겨난 질병을 연구하는 사람은, 그것이 그 종(種)에게 화학물질에 대한 반응이거나 적응할 시간 및 능력이 부족해서 나타나는 중독의 결과일 수 있음을 고려해 보아야 한다.

만약 심장마비나 뇌졸중이 우리가 모르는 사이에 진행되는 만성중독증 때문에 발생한다면, 우리는 어디에서 그 근원을 찾아야 할까? 화학물질이 인체로 들어갈 수 있는 방법은 몇 가지밖에 없다. 직접 피부를 통해서, 숨을 쉴 때 공기를 통해 폐로 혹은 음식이나 물처럼 소화관을 통해서 들어가는 물질에 의해서다.

중독물질을 정확히 파악하는 것은 매우 어려운 일이다. 그러나 특정한 징후나 관측은 궁극적 진실의 방향으로 인도한다. 물론 일반적으로 받아들여진 가설이나 이론은 이러한 발견을 무시하거나 부인하고 심지어 그 존재마저 부정한다. 우리가 '집단사고'와 위원회 의사결정과정의 시대에 살고 있다는 것은 슬픈 현실이다. 창의적인 아이디어는 거의 대부분 개인으로부터 나오기 때문이다.

어느 위대한 교육자는 '위원회' 의사결정과정에 대해

이렇게 말한 바 있다.

"오늘날에는 아무리 뛰어난 연구 결과도 '같은 분야 학자의 심사위원회'가 승인하지 않으면, 대외적으로 인정받지 못한다. 이러한 벽에 부딪친 창의적인 개개인은 일반적으로 자신의 에너지를 돈 버는 쪽으로 돌려버린다. 개인에 대한 보상은 즉각적이고 분명하지만, 사회 전체로 보면 많은 것을 잃는 셈이다. 하지만 사회는 그러한 손실조차 깨닫지 못한다."

지금까지 관상동맥 심질환과 관련하여 물 혹은 물 속의 성분에 대한 연구 결과나 실험 기록으로는 어떤 것이 있을까? 이온 무기질의 농도가 높은 물일수록 관상동맥 심질환이 적게 나타났다는 것과, 물의 세기는 심질환 및 혈관질환을 제외한 다른 어떤 질병과도 연관되지 않는다는 것이 알려져 있다.

이쯤에서 내가 말하고자 하는 내용의 요점을 간단명료하게 밝히겠다.

"동맥경화증(특히 죽상동맥경화증)과 그 결과로 나타나는 심장마비, 뇌졸중의 구체적인 원인은 정수 처리된 물에 살균제로 첨가되는 염소에 있다."

우리의 건강에 기여하는 것으로 알려졌던 염소가 만성질환의 원인인 것이다. 현대의학에서 염소는 신성시된다. 그렇게 인정을 받고 널리 쓰이는 염소가 이 시대의 가장 주요한 질병인 심장마비와 뇌졸중의 원인이라는 것을 이해할 수 있는가? 염소와 불소가 전혀 연관이 없음에도 불구하고 염소의 사용을 반대하는 사람은 불화물 첨가를 반대하는 '정신 나간' 사람으로 취급받는다. 그러니 어느 의사나 의학 연구자가 자신의 명성과 미래를 걸고 이 이론을 받아들이려 하겠는가. '염소'와 '불화물', '염소'와 '염화물'의 차이를 구분하지 못하는 일반인에게 혼란을 일으켜 오명을 뒤집어쓸 것이 분명한데 말이다.

그러나 해가 없다고 생각하던 화학물질이 심각한 질병의 원인으로 판명 난 것은 근대의학 역사상 이번이 처음은 아니다.

몇 년 전, 조산한 아이들 사이에 수정체뒤 섬유증식(retrolental fibroplasia)으로 알려진 질병으로 눈이 멀게 되는 일이 흔하게 일어났다. 몇 년 후, 그것은 인큐베이터 속에 생명유지를 위한 산소 농도가 너무 높았기 때문이라는 사실이 밝혀졌다.

무슨 근거로 염소가 동맥경화증과 그 결과로 나타나는 심장마비 및 뇌졸중의 원인이라고 말하는지 알고 싶은가?

상수도를 정화하기 위해 염소가 실험적으로 사용되기 시작한 것은 1890년대 후반이다. 1910년대에 염소 처리는 폭넓은 호응을 받았고, 1930년대에는 유기물을 죽이는 것이 물을 사용하는 시점의 유기불순물과 화학적으로 반응하는 데 필요한 양 이상의 잔류염소가 남아 있는 것에 달려 있다는 것을 알아냈다.

만성질환이 진행되는 데는 10~20년 정도가 걸린다는 사실로 볼 때, 결국 상수도 염소 처리가 도입된 것과 심장마비가 시작되고 증가한 것 사이에는 밀접한 관계가 있다는 것이 명확해진다.

염소 이론에 비춰보면, 19세기 영국에서 포화지방이 매우 높은 식생활을 했던 사람들이 많았음에도 심장마비가 왜 없었는지 이해할 수 있다. 에스키모인이 주로 동물성 지방을 섭취하는 데도 불구하고 왜 심장마비나 다른 동맥경화성 질병에 면역력이 있는지도 이해할 수 있다. 중국인 사이에 최근 몇 십 년 전까지 왜 심장마비가 알려지지 않았으며, 지금도 중국인 농부에게는 거의 나타나지 않는지 알 수 있다. 그뿐 아니라 대부분의 원시인과 아프리카의 사하라사막 남부 흑인이 심장마비를 걱정하지 않아도 되는 이유도 알 수 있다. 펜실베이니아주의 로세토 주민이 다른 지역으로 이사를 가지 않는 한 심장마비를 일으키지 않는 이유도 알 수 있다. 그리고 마지막으로 야생에서는 전혀 나타나지 않았던 동맥경화증이 왜 동물원에 있는 동물들 사이에서는 나타나는지 알 수 있다.

영국에서는 19세기까지 마시는 물을 염소로 소독하지 않았다. 과거에 에스키모인은 음식으로 섭취하는 지방의 양이 엄청났지만 마시는 물은 눈 녹은 물로 순수했다. 마시는 물에 들어 있는 염소는 원시인 사이에 전혀 알려지지 않았으며, 최근까지 사하라사막 남부 아프리카 대부분의 지역에도 알려지지 않았다.

과거에 중국인은 땅에 오수를 버리고 오염된 물과 지저분한 음식을 먹어서 뱃속에 벌레가 생기는 가난한 사람들로 알려졌다. 서구인 역시 오수를 강에 버린다. 그리고 그 오수가 희석된 물을 상수도로 가져가 걸러내고 염소를 넣는다. 물 때문에 벌레가 생기지는 않지만, 다른 것이 생기는 것은 확실하다. 로세토 주민은 산에서 흐르는 물을 직접 마셨다. 하지만 그들이 큰 도시로 이사를 가서 도시 거주자들처럼 염소로 소독한 물을 마시면 똑같은 위험에 노출된다.

자연은 차별대우를 하지 않는다. 규칙을 어기면 그 결과로 얻는 것은 고통뿐이다. 동물원에 있는 동물 역시 염소로 소독한 물을 마시고 동맥경화증이 나타나고 있다.

심장마비 발병률이 매우 낮은 일본인도 하와이로 이사를 가서 염소로 소독한 물을 마시기 시작하면 똑같은 결과가 나타난다. 케냐의 마사이족은 대부분 미국인만큼 콜레스테롤을 섭취하지만 염소로 소독한 물을 마시지는 않는다. 그 결과, 이들에게는 심장병이 거의 나타나지 않는다.

폴 더들리 화이트 박사는 5백 명의 가난한 아일랜드 농부에게서는 관상동맥 심질환이 나타나지 않았지만, 미국에서 염소로 소독한 물을 먹은 아일랜드계 사람들에게는 이 질환이 넓게 퍼져 있음을 발견했다. 일반적인 생각과 달리 만성적인 스트레스를 받는 고위직 임원들은 통계적으로 부하직원에 비해 심장마비 발생률이 낮다. 그 이유는 이들이 보다 질 좋은 물을 마시기 때문이다. 저빌 쥐는 마른 먹이에서 필요한 물을 만들어내기 때문에 물을 전혀 마시지 않는다. 덕분에 만성적인 염소 중독으로부터 안전하다.

센물(hard water; 칼슘이온이나 마그네슘이온을 많이 함유한 물)을 마시는 사람들에게 관상동맥 심질환이 덜 발생하는 이유는 염소와 물에 함유된 이온들이 반응을 일으켜 생물학적으로 해가 없는 염화물을 만들기 때문이다. 물론 센물 속의 이온성분이 다른 생물학적 반응을 보일 수도 있다.

그러나 앞에서 말했던 특정 인구단위 내에 있는 전화기

수와 심장병에 의한 사망률 사이에 상관관계가 있다는 것은 좀 생각해 볼 문제다. 물론 전화기가 1900년대 초에 도시지역을 중심으로 널리 퍼졌다는 것을 생각하면 이해가 되기도 하지만 여기에는 심각한 오류가 있다. 두 가지 이상의 일이 동시에 발생한다고 해서 그 사이에 인과관계가 있다고 생각하는 것은 옳지 않다. 두 가지 이상의 일이나 발견 사이의 상관관계만을 토대로 인과관계를 유추하려는 경향은 주의해야 한다.

미국 「의학협회저널」에 실린 '한국전에서 사망한 미군의 관상동맥질환 발병기전'이라는 연구 결과를 보면, 사망자의 평균 나이는 22.1세였으며 그들 중 75퍼센트가 동맥경화증의 징후를 보였다고 한다. 이 결과에 대해서는 수년간 폭넓은 논의가 이루어졌고, 결국 젊은 남성 사이에 관상동맥질환이 생각보다 넓게 퍼져 있다는 결론을 내렸다.

그러나 나는 이 해석과 결론이 의심스럽다. 한국전에 참전한 사람 누구에게 물어보아도 한국에 있던 미군이 마신 물은 염소 소독이 너무 강해 거의 마실 수 없을 지경이었다고 한다. 당시 전쟁에 참전하지 않은 동년배 남성은 전쟁에 참전한 남성에 비해 관상동맥질환이 훨씬 적었다고 한다. 한국인 의사들은 당시 한국인 사이에 심장마비는 거의 알려지지 않았다고 말한다. 이는 대부분의 한국인이 '염소로 소독하지 않은 물을 마셨다'는 것과 관계가 있다.

한국전과 마찬가지로 베트남전에서 사망한 군인도 사후 검시 연구를 했는데, 관상동맥질환이 좀더 높은 비율로 나타났다. 이는 극도로 더운 나라에서 군인들이 엄청난 양의 염소로 소독한 물을 다량 마실 수밖에 없는 상황이었기 때문이다. 베트남에서 군인들에게 공급된 물은 최소한 5ppm(백만분의 1)의 잔류염소를 함유하도록 되어 있었다. 나의 개인적인 경험으로 볼 때, 전쟁이 최악의 사태로 치달았을 때 우리가 마셨던 물에는 최소 기준량의 염소만 들어 있었던 것이 아니다. 그것은 내가 나중에 설명하려고 하는 동물실험에서 사용된 양과 맞먹는 수준이다!

별다른 의심 없이 염소로 소독한 물을 마신 군인들에게서 나타난 증상은 나의 실험 대상이었던 동물에게서 나타난 결과와 정확히 일치한다. 분명히 말하지만 염소의 섭취량과 동맥경화증 발현 속도 및 정도 사이에는 직접적인 인과관계가 있다.

수술이나 부검을 통해 얻는 표본 추출물을 살펴본 결과, 합성혈관이식편(데이크론 천으로 만들어진 인조혈관)에서 동맥경화증이 나타났다. 이는 매우 흥미로운 결과로 부드러운 고무나 금속 표면에 '유석' 이라는 퇴적물이 쌓이는 것과 비슷한 현상이다. 두 경우 모두 염소가 있는 표면 위에 지방과 콜레스테롤을 함유한 액체가 흘러가면 표면에 퇴적물이 생긴다.

이는 죽종 형성에 있어서 혈관 내벽에 차이가 생기는 것은 퇴적물에 대한 인체의 반응 때문이라는 '퇴적물 이론' 을 펼치는 사람들에게 강력한 증거가 된다. 하지만 퇴적물 이론은 동맥경화증의 기본 발생원리에 대해서는 전혀 설명하지 않는다는 사실에 주목해야 한다. 단지, 물리적인 측면에서 퇴적물이 어떻게 쌓이는지만 설명했을 뿐, 그 이유에 대해서는 설명하지 못하고 있다.

이러한 예는 음식물로 지방을 섭취하는 것과 동맥경화증 사이에는 크게 관계가 없다는 것을 강하게 시사한다. 그렇다고 음식물로 섭취한 지방이 혈중 콜레스테롤 수치와 동맥경화증 발생에 아무런 관련도 없다는 얘기는 아니다. 다시 한번 강조하지만, 동맥경화증이 발생하는 데는 여러 가지 요소들이 관여한다. 특정한 식이요법, 운동, 흡연 등도 어느 정도 중요성을 띤다. 적어도 마시는 물에 함유된 염소에 노출된 상황에서 동맥경화증이 진행되는 속도에 영향을 줄 가능성이 있다.

어떤 병인학(病因學)에서든 1차 인자는 그 질병의 전반적인 발현에서의 유일한 원인을 말한다. 이것은 필수적인 원인으로, 예를 들어 결핵균이 없는데 결핵이 발생한다는 것은 생각할 수도 없다. 그러나 1차 인자 외에도 결핵의 발현에는 여러 가지 다른 원인이나 영향이 있다는 것도 알려져 있다. 따라서 1차 인자는 결핵균이 없으면 어떤 환경에서도 결핵이 발생할 수 없는 것처럼 필수적인 것이지만, 결핵균이 있을 때도 결핵이 발생하지 않을 수 있는 것처럼 그것이 충분한 원인이 아닐 수도 있다.

동맥경화증의 경우, 1차 원인은 염소다. 따라서 동맥경화증은 어떤 환경에서도 염소가 없는 상태에서는 심장마비나 뇌졸중을 일으킬 만큼 심한 정도로 나타날 수가 없다. 그러나 염소만으로는 충분한 원인이 되지 않을 수도 있다. 예를 들어 폐경기 전의 건강한 여성은 염소나 다른 요소에 노출될지라도 동맥경화증이나 그 후유증을 전혀 일으키지 않는다.

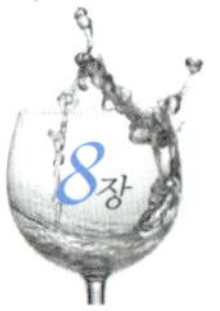

염소 이론의 실험적 증명

지금부터 제시하는 과학실험은 사전에 잘 고찰된 이론을 지지하거나 반박하기 위해 치밀하게 계획을 세운 구체적인 실험이다. 물론 오류의 위험 없이 동물실험의 결과를 사람에게 직접 적용할 수는 없지만, 오류의 원천에 주의하기만 한다면 최종 결론은 사실상 실제적이고 유용하다. 알고 있다시피 중요한 의료실험 중에는 사람을 대상으로 이루어질 수 없는 것이 매우 많다. 그러므로 우리는 언제나 동물실험에 의존할 수밖에 없다.

동맥경화증은 원시인과 마찬가지로 야생동물에게는 거의 나타나지 않고 있다.

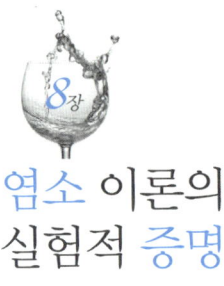

하지만 특정 종류의 동물에게 특수한 환경을 제공하면 동맥에 동맥경화증의 초기 죽상판이 진행될 수 있다. 채식주의 동물인 토끼를 실험대상으로 하려면 비정상적이기는 하지만 콜레스테롤이 첨가된 먹이를 먹여야 한다. 개를 실험대상으로 하려면 콜레스테롤이 높은 먹이를 주는 것만으로는 충분하지 않다. 개에게 동맥경화증을 유발시키려면 갑상샘을 제거하거나 방사성 요오드를 투여해야 한다.

실험에 널리 사용되는 또 다른 동물은 어린 닭이다. 정상적인 먹이를 주었을 때조차 닭은 동맥경화증의 병터가 자연발생적으로 진행하기 쉽다고 주장하는 연구자도 있다. 그러나 이는 사실이 아니다. 그래도 어린 닭은 우리가 지금 다루고 있는 주제와 관련된 실험에서 매우 중요한 실험대상이다.

나 역시 실험동물로 수탉을 선택했다.

염소 이론의 실험적 입증에는 두 단계가 있다. 먼저 태어난 지 100일 된 어린 수탉을 50마리씩 두 그룹으로 나누었다. 그런 다음 두 그룹의 수탉에게 동맥경화증의 원인으로 알려진 요소들을 동시에 적용하고, 유일한 차이점으로 염소를 적용했다. 실험그룹에게는 염소를 넣은 모이와 물을 주고, 다른 그룹에게는 염소를 넣지 않은 모이와 물을 주었다.

수탉을 실험대상으로 정한 이유는 사람과 마찬가지로 동물도 수컷에게 더 쉽게 동맥경화증이 나타나기 때문이다.

두 그룹 모두 옥수수와 귀리를 1 대 1로 섞고 동물성 마가린을 첨가해서 익힌 후 갈아 으깬 먹이를 주었다. 물은 순수한 증류수만을 사용했다. 실험그룹의 물과 먹이에는 염소표백의 형태(치아염소산염표백제)로 염소를 첨가했으며 그 양은 1쿼트(1.1365리터)의 물에 1티스푼을 넣었다. 특히 실험대상 수탉들이 12주가 되었을 때, 실험을 위해 의도적으로 높은 수치의 염소로 소독한 물을 주기 시작했다.

그 결과는 너무 놀라웠다. 3주일 정도가 지나자 외관과 행동에 모두 눈에 띌 만큼 큰 변화가 나타났다. 실험그룹은 무기력해져 먹이를 주는 시간 외에는 모두 구석에 몰려 있었다. 깃털은 윤기를 잃고 지저분해졌으며 날개를 구부정하게 하고 걸어 다녔고 항상 추운 것처럼 깃털이 부풀어져 있었다. 그리고 창백한 볏은 처져 있었다. 이런 외관은 미세혈관계의 혈류가 막혔다는 것을 암시하는 증상이다.

반면, 그 반대그룹은 활기찬 건강함을 보여주었다. 실험그룹보다 훨씬 컸으며 더 활동적이고 더 잘 싸웠다. 외관도 윤기가 도는 깃털과 똑바로 서있는 밝은 볏을 자랑하며 활기찬 모습이었다.

이보다 더 놀라운 것은 대동맥의 전반적인 모습이었다. 4개월 후, 죽은 수탉들의 복부대동맥을 관찰한 결과, 실험그룹의 95퍼센트 이상에게서 혈관 내부에 전형적인 죽상판이 돌출해 있었다. 일반적으로 닭에게는 복부대동맥에서 동맥경화증이 발병한다고 알려져 있다. 특히 이 그룹은 자연발생적인 사망률이 극도로 높았는데, 죽은 시체를 검사해 본 결과 공통적으로 폐나 확장된 심장 내부로의 출혈이 나타났다. 실험기간 동안 혈압을 재지는 않았지만, 이는 전반적으로 동맥고혈압으로 추정된다.

7개월이 지난 시점에서는 실험그룹에서 살아남은 닭이 거의 없어 남은 닭을 모두 죽인 후 검사를 해보니 똑같은 결과가 나왔다. 이때, 건강하게 살아있던 다른 그룹의 닭 중 3분의 1을 죽여 함께 검사를 해보았으나 비정상적인 대동맥은 하나도 발견되지 않았다.

나는 남아 있는 건강한 닭들을 다시 두 그룹으로 나눠 같은 실험을 해보았다. 또 다시 3주일이 지나자 염소를 섭취한 수탉의 외관과 행동에 있어서 눈에 띄는 변화를 보였다. 가장 먼저 눈에 띈 변화는 볏의 색깔이 확연히 창백해진 것이었다. 불타는 듯했던 붉은 볏은 거의 오렌지색으로 변해가면서 곧 처지기 시작했다. 그 이후 앞서 말했던 변화가 뒤따랐으며, 이 두 번째 실험을 시작한 지 3개월이 되었을 때는 대동맥에서 죽종이 발견되었다.

요약하자면 두 번의 실험그룹에서 모두 염소를 섭취한 지 몇 주일 안에 미세혈관계의 혈류가 막혀 외관과 행동에 뚜렷한 변화가 나타났다. 그리고 이러한 변화 이후, 두 달이 지나자 대동맥의 동맥경화성 병터가 진행되었다. 염소를 첨가한 것 외에는 똑같은 환경에 놓여 있던 다른 그룹의 닭들은 건강하고 활기가 넘쳤으며 제대로 성장했고 동맥경화증이나 미세혈관 폐쇄 증상을 전혀 나타내지 않았다.

이와 관련하여 의학문헌에 보고 된 '자연발생적 조류 동맥경화증' 은 사실 전혀 자연발생적이지 않다는 것을 짚고 넘어가야 할 것 같다. 우물물로 키운 농장의 닭들은 동맥경화 증세를 전혀 보이지 않는다. 반면, 염소로 소독한 도시의 상수도 물을 먹는 동물원 동물은 동맥경화 증세를 보이고 있다. 다시 한번 강조하지만 주요 원인은 어느 곳에나 존재하는 염소로 소독한 도시의 상수도 물이다.

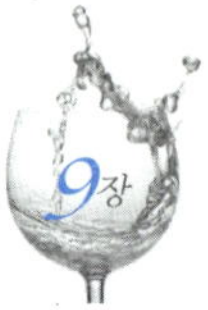

실용적인 제안

지금쯤이면 이제까지 마셔온 물 그리고 앞으로 마실 물에 대해 점점 걱정되기 시작할 것이다. 수돗물을 틀어 큰 잔에 물을 한 잔 받아라. 그 물 잔을 자세히 들여다보라. 이제 그 물이 어떤 의미로 다가오는가. 그 물에는 아무도 모르는 독이 들어 있고, 그 물이 지난 한 세기 동안 그토록 많은 사람을 죽거나 고통스럽게 한 장본인이다.

당신은 아마도 심장마비나 뇌졸중으로 한창 나이에 생명을 잃거나 불구가 된 사람들을 알고 있을 것이다. 그 사람은 친구일 수도 있고 가까운 친척이었을 수도 있다. 아니, 당신 자신일 수도 있다. 지난 2년 동안 미국에서는 미국이 건국되고 지금까지 치렀던 모든 전쟁에서 사망한 사람의 숫자보다 더 많은 수의 사람들이 심장마비로 사망했다. 활기가 넘치던 사람이 뇌졸중 이후 식물인간의 상태로 변하는 것을 본 적이 있는가?

그러나 이제 곧 심장마비나 뇌졸중은 과거의 불편한 기억 속으로 사라질 것이다.

20세기 초반 위생과 관련한 대중보건 대책으로 그리고 좀더 지난 후에는 항생제를 통해 전염병을 정복한 이래, 노화와 더불어 만성질환이 전면에 등장했다. 하지만 이제는 두 가지의 중요한 퇴행성질환, 즉 심장마비와 뇌졸중을 정복할 수 있을 것이다.

염소는 이미 오염된 물로부터 발암물질을 생성하는 것으로 알려졌다. 이로 인해 도시 상수도 처리는 염소처리 방법이 아닌 다른 방법으로 바꿔야 한다고 주장하는 사람도 있다. 그러나 대규모 상수처리 방법에 뭔가 변화가 오기까지는 상당한 기간이 걸릴 것이다.

그렇다면 염소의 폐해를 막기 위해 개인이 할 수 있는 일은 무엇인가? 내가 처음으로 염소를 연구할 무렵만 해도 선택사항은 한정적이었다. 깊고 깨끗한 물을 먹을 수 있는 사람은 얼마 되지 않았고, 염소가 첨가되지 않은 '스프링 미네랄워터' 에 의존하기에는 한계가 있었다. 더욱이 가정용 정수기는 아직 초보단계에 지나지 않았고 염소는 여전히 대다수의 보건전문가에게 신성시되고 있었기에 일반 대중도 그렇게 믿고 있었다.

이후, 나의 연구를 바탕으로 새로운 변화가 일어났다는 사실에 자부심을 느낀다. 지금은 개인용, 가정용 정수장치가 훨씬 많아졌을 뿐 아니라, 정수제품의 광고에는 '염소를 제거한다' 는 사실을 가장 먼저 밝히고 있다. 마시는 물에 들어 있는 염소는 더 이상 신성시되고 있지 않으며, 오히려 일반 대중은 물 속에 들어 있는 염소에 뭔가 '잘못된' 것이 있음을 희미하게나마 인식하고 있다.

이로 인해 생수산업은 이미 엄청나게 큰 규모로 발전했다. 또한 병에 넣어 파는 대부분의 소프트드링크와 과일주스는 '정수된' 물로 만들어진다. 깊은 우물물이나 생수, 스프링 워터, 탈이온수, 증류수의 사용도 좋은 대안이 될 수 있다. 그러나 지난 몇 년간 가장 큰 변화는 다른 오염물질과 더불어 염소를 제거하기 위한 개인용, 가정용 정수기의 도입이다.

샤워나 목욕을 하는 동안 피부를 통해 혹은 호흡을 통해 폐로 염소가 흡수된다고 주장하는 사람도 있다. 이에 대해 구체적인 정보를 구할 수는 없지만, 나는 개인적으로 염소로 소독한 물은 사용하지 않는다. 샤워를 할 때조차도 말이다. 샤워기에 부착해서 물이 흐르는 동안 염소를 흡착하는 장치도 판매되고 있는데, 만약 염소로 소독한 물을 사용해 정기적으로 샤워를 해야 한다면 나는 확실히 그런 장치를 사용할 것이다. 나중에 후회하는 것보다는 안전한 게 낫다.

지난 30년간 미국 내 심장마비 발생률이 현저히 떨어졌다. 그런데 정통의학은 이러한 현상에 대해 논리적인 설명을 하지 못하고 있다. 나는 그 이유가 염소 섭취량이 줄었기 때문이라고 생각한다. 대부분의 미국인은 더 이상 염소로 소독한 수돗물을 마시지 않는다. 미국이 호경기를 누리면서 사람들은 점점 생수와 소프트드링크를 마시기 시작했다. 나는 이러한 변화가 염소 섭취량을 줄였고 그 변화가 실제로 동맥경화나 심장마비의 만연을 감소시켰다고 생각한다. 현재 시점에서 내가 좋은 해답을 제시할 수 없는 문제가 하나 있다.

그것은 미국 환경보호국이 최근 몇 년간 수도 정수처리장을 순수한 염소가 아니라 염소와 암모니아의 합성물(클로라민; chloramine)로 소독하도록 했다는 사실이다. 그러면 염소 한 가지만을 사용했을 때 발생하는 방광암과 염소합성물(염화유기물질)의 생성을 감소시킬 수 있다고 하는데, 이는 완전히 새로운 문제를 쏟아낸 것이나 다름없다.

개인이나 가정에서 일반적으로 사용하는 정수기 필터는 클로라민을 제거하는 데 그리 효율적이지 못하다. 정부가 일반적인 방법으로 제거할 수 없는 무언가를 물속에 넣도록 하는 것은 정말로 어처구니없는 일이다. 아이러니컬한 사실은 20세기 초 미국을 휩쓴 장티푸스 전염으로 염소 사용을 강제함으로써 동맥경화와 그 후유증의 문제를 야기한 것도 미국 정부라는 점이다.

미국 정부는 염소가 인체에 어떤 영향을 미치는지

실험이나 조사도 거치지 않고 이를 시행했다. 더욱이 지금 이 시점에도 무서운 활성을 띠는 화학물질을 마시도록 강요하고 있다. 그 영향에 대해 어떠한 사전 실험도 없이 말이다.

나는 물을 '정화'하는 데 사용된 염소가 동맥경화와 그에 따른 심장마비나 뇌졸중의 분명한 원인이라는 것을 알고 있다. 하지만 '클로라민' 성분이 인체에 어떤 영향을 미칠지는 아직 모른다. 염소보다 더 위험한지 아니면 덜 위험한지 알 수 없다. 물론 미국의 환경보호국은 클로라민의 영향에 대해 약간의 조사를 실시했지만, 아직 그것을 대중에게 공개하지는 않았다.

당신이 염소제거 장치를 구매하려 할 때, 모든 제조업체와 판매인은 왜 그들의 제품이 최고인지 다양한 이유를 제시할 것이다. 이때, 구매자는 정신을 바짝 차려야 한다. 다른 물건과 마찬가지로 원하는 물건에 합당한 값을 치러야 하기 때문이다.

정수물이나 정수장치는 저렴하지 않을 수도 있다. 그러나 심장마비나 뇌졸중보다 저렴한 것은 확실하다.

그러므로 당신 자신과 가족을 위해 확실하고 정확한 투자를 하라. 가능한 한 빠른 시일 내에 가족에게 염소가 들어 있지 않은 물을 제공해 주어라. 정부가 그 일을 대신 해주기를 기다린다면 영원히 기다릴 가능성이 크다. 지금 당장 염소 없는 물을 마실 수 있는 방법을 마련하라!

상수도의 잔류염소에 노출되는 환경에서 동맥경화는 느린 속도로 진행된다. 그러나 당신의 시계는 이미 오래 전부터 째깍거리고 있었다. 운명 운운하는 것은 바보들이나 하는 짓이다. 독이 희석되어 있는 오수를 수돗물이라고 부른다고 해서 그냥 마셔야 할 이유가 있는가? 염소 없는 물은 가까운 슈퍼에만 가도 구할 수 있다. 그 정도의 노력만으로도 즉각적인 문제는 해결된다. 이후에 남은 인생동안 지속적으로 염소 없는 물을 마실 수 있는 더 나은 방법을 생각해 보라. 앞으로 계속 염소 없는 생수, 증류수, 탈이온수, 스프링워터를 마시는 것이 완벽한 해결책이다.

좀더 걱정스러운 사람은 결국 편리한 정수기를 선택할 것이다. 가격 대비 혜택을 따지자면 그것은 염소를 제거하는 데 있어서 아주 훌륭한 선택이라고 할 수 있다.

10장

이미 진행 중인 동맥경화를 어찌할 것인가

동맥경화의 확실한 원인이 염소라면, 이제 '이미 진행 중인 동맥경화를 거꾸로 진행하도록 할 수 있는가' 하는 문제가 남는다. 다행스럽게도 대답은 '그렇다' 이다. 진행 중인 동맥경화는 확실히 줄여나갈 수 있다. 이 주장과 관계가 깊은 그룹으로는 한국전과 베트남 전에 참전했던 미국 군인들이 있다. 우연히 이들은 염소 이론의 실험대상이 되어 버린 셈이다. 미국으로 돌아온 이들은 처음 몇 년 안에 심장마비로 모두 사망하지 않았고, 일반적인 수준의 염소를 다시 섭취하기 시작했다.

그 연령대에서 동맥경화가 평균 이상 나타나지 않는다는 것은 적은 양의 염소를 지속적으로 섭취했음에도 불구하고 동맥경화의 정도가 줄었음을 의미한다. 이러한 사실은 염소 섭취량과 동맥경화 진행 정도에 직접적인 관계가 있다는 나의 주장에 힘을 실어준다.

이로 보아 염소 섭취량과 동맥경화 진행 정도에 직접적인 관계가 있을 뿐 아니라, 염소 섭취량의 감소만으로도 동맥경화 정도가 '자연발생적' 으로 줄어든다는 것이 명확하다.

염소가 원인이 되어 발생한 동맥경화를 없앨 수 있는 또 다른 증거는 2차 세계대전에서도 나타난다. 기아 혹은 전이성 암으로 인한 기아 때문에 '악액질(惡液質, 만성전염병이나 암 등으로 전신이 쇠약해진 상태)' 로 사망한 환자의 부검 결과, 동맥이 깨끗하다는 결과가 나왔다. 이는 환자가 악액질 상태가 되기 이전에 심각한 동맥경화가 있었고, 지속적으로 염소를 섭취할지라도 마찬가지다.

물론 우리는 동맥경화증을 없앤다는 개념을 고려하기 이전에, 경맥동화가 우리의 동맥을 막지 못하도록 해야 한다. 그러기 위해서는 마시는 물에서 완전히 염소를 없애야 한다. 우리가 지금 이 순간에 걱정해야 할 실질적인 문제는 바로 이것이다.

이미 생긴 동맥경화증을 거꾸로 진행하도록 하는 것은, 당신이 염소로 소독한 오수를 마시면서 동맥에 퇴적물을 더 쌓아가고 있다면 아무런 의미가 없다. 좀더 적극적으로 행동하라. 염소 없는 생수, 스프링워터, 탈이온수, 증류수를 먹어라. 그리고 좀더 나은 선택을 고려해 보라. 계속해서 물을 사먹을 것인지, 아니면 정수기에 투자할 것인지 말이다.

C♥RONARIES
CH♥LESTEROL
CHL♥RINE

잠행(潛行)성 화학물질 중독과 미래

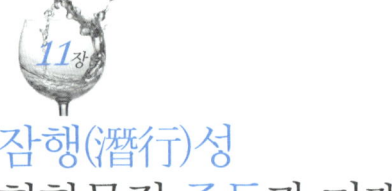

우리의 환경과 세계는 새로운 화학물질로 점점 오염되어 가고 있다. 그러나 그 화학물질이 사람을 포함한 생물에게 궁극적으로 어떠한 영향을 미칠지는 아직 알려져 있지 않다. 이 물질의 대부분은 어느 정도 축적이 되는 독이다.

기형아를 낳게 하는 탈리도마이드(thalidomide)의 무시무시한 효과는 누구에게나 명확해지기 전까지 수년 동안 간과되었다. 염소 섭취로 비롯된 여러 가지 문제는 적어도 60년 동안 전혀 의심을 받지 않았다.

우리는 과연 얼마나 더 많은 잠재적 유해 화학물질에 노출되어 있는가?

우리는 핵폭탄의 낙진을 걱정하지만, 정말로 걱정해야 하는 것은 장기적으로 인류에게 훨씬 더 큰 영향을 줄 환경 화학물의 '낙진' 이다. 그런데 그렇게 환경을 화학적으로 오염시키는 것이 수익률 높은 사업이라는 것이 슬플 따름이다.

12장

기득권과의 대결

의학조직이 혁명적인 진보에 거의 언제나 반대한다는 것은 잘 알려진 사실이다.

19세기 젬멜와이즈와 홈스 박사가 환자들을 진찰하는 의사가 손을 씻지 않음으로써 산욕열을 퍼뜨린다는 주장을 했다고 해서 어떠한 경멸을 당했는지 생각해 보라. 그리고 간호사 시스터 케니가 처음 실행한 척수성 소아마비 환자를 위한 치료를 받아들이는 데 얼마나 커다란 저항이 있었는가. 이후, 이는 '물리치료' 라는 이름으로 널리 퍼졌고 '물리요법' 이라는 의료의 한 전문분야가 되었다. 또한 마취제 사용을 반대했던 역사는 흥미롭고 무시무시한 읽을거리를 제공한다.

이것은 아주 길고도 창피한 목록의 몇 가지 사례에 지나지 않는다. 언젠가 내가 지금 겪고 있는 적대감도 이 목록에 올라갈 것이다.

근대의학에서 '기초의학 연구'는 가장 신성시되는 것이지만, 나는 현재 실행되고 있는 부정직한 방식에 대해 부분적으로 그 실체를 파헤쳤다. 이것이 불러일으킬 잠재적 피해는 엄청나다. 특히 중요한 위치에서 영향력을 행사하는 사람들 중 많은 이들이 세금으로 지원되는 의학연구 기금에 의존하므로, 어쩔 수 없이 이 책에서 언급된 것들 때문에 재정적으로 고통받는 사람이 생길 수밖에 없다. 따라서 그들은 물에 빠진 사람의 절박함으로 나의 논리, 증거, 결론에 도전할 것이다. 하지만 나는 두렵지 않다. 이미 나의 전문적 자질과 목적 심지어 나의 기본적인 성실함 자체도 불합리하게 경멸당할 각오를 하고 있다.

이 모든 것에 대해 미리 답변을 하겠다.

내가 누구인지 그리고 무엇을 지지하는지는 그리 중요하지 않다. 중요한 것은 수백만 명의 건강과 복지, 생명이다. 누구라도 열심히 찾아본다면 이 책의 주장이나 논리, 절차 등에서 작은 결점을 발견할 수 있으리라는 것은 인정한다. 그러나 그 무엇도, 그 누구도 동맥경화증과 그로 인한 심장마비, 뇌졸중의 기본 원인이 염소라는 것은 부정할 수 없을 것이다.

불합리한 콜레스테롤 이론은 빈약한 증거를 토대로 수년간 받아들여져 왔다. 그리고 매우 중요한 사실, 특히 동맥경화가 근대 서구문명에서만 나타나는 질병임을 보여주는 증거들은 의식적 · 무의식적으로 무시되어 왔다. 세계적으로 받아들이고 있는 유일한 이론의 타당성에 의심을 불러일으킬 수 있다는 이유 때문이었다.

콜레스테롤 이론 옹호자들은 마시는 물 속에 있는 잔류염소는 완전히 무해하며 동맥경화와는 아무런 관련이 없다고 주장한다. 그렇다면 잔류염소가 50ppm 혹은 100ppm이 함유된 물을 마실 수 있겠는가? 물론 그렇게 많은 양의 염소로 소독한 물은 맛이 좋지 않을 것이다. 하지만 한국전과 베트남전에 참전했던 군인들은 그 정도의 잔류염소가 든 물을 매일 마셨다.

전투 중인 전장에서 물탱크에 차아염소산염을 넣는 임무는 가장 계급이 낮은 군사의 책임이었고, 물 속에 든 세균 때문에 누가 아프기라도 하면 크게 혼이 났을 것이다. 그렇기 때문에 그는 아마도 '적은 양이 좋다면, 많은 양은 더 좋다' 라는 범세계적 패턴을 따랐을 것이다. 아무런 테스트도 없이 말이다. 미국 군대가 제공한 마시는 물은 염소로 노란색에 가까웠고 염소 냄새는 지나치게 강했다! 나 역시 그 물을 마셨다.

아직도 의료연구자들은 염소로 소독한 물이 100퍼센트 안전하며, 염소는 동맥경화나 다른 어떤 것의 원인도 아니라고 주장한다. 그렇다면 나는 그들에게 직접 마셔보라고 주장하고 싶다. 그것은 새로운 물이 아니라 전쟁터에서 군인들이 마셨던 것과 같은 물이다. 맛은 별로 없겠지만, 완전히 무해하다고 주장하지만 말고 직접 마셔보라는 얘기다. 내 주장이 틀렸다는 것을 증명하려면 그래야 하지 않겠는가.

그들은 왜 내 이론이 틀렸다는 것을 행동으로 보여주지 않는가. 물론 그 이유는 내 이론이 틀렸다는 것을 증명할 수 없기 때문이다.

요약하자면, 한국전과 베트남전에 참전한 군인들은 의도와 상관없이 염소 폐해의 희생자였고, 전장에서 사망한 군인과 같은 연령의 사망한 민간인을 부검한 결과 나의 주장이 완벽하게 입증되었다. 이로써 심장마비나 뇌졸중의 확실한 원인이 물 속에 있는 염소라는 나의 '염소 이론'은 이미 수십 년 전에 나타났음을 알 수 있다!

이러한 사실을 무시하더라도 동물실험은 나의 주장을 확실하게 뒷받침한다. 앞에서 말했던 나의 동물실험은 여러 차례 반복되었고 그 모든 실험은 나의 주장을 재확인시켜 주었다.

이 책에 담긴 생명을 구할 수 있는 메시지에 반대하는 기득권자들은 언제나 '더 많은 연구가 필요하다'는 말을 앵무새처럼 반복한다. 그들은 항상 그들의 주장을 인정하거나 적어도 묵묵히 받아들일 사람들을 찾아낸다. 그 결과, 일반 대중은 유명한 '연구기관'이 행한 연구 결과가 아니면 믿을 수 없다고 세뇌되었다. 그런데 그들은 그 '연구기관' 이 현상유지를 원하는 기득권자라는 사실을 깨닫지 못하고 있다. 적어도 동맥경화를 일으키는 염소의 경우, 이들은 문제에 대한 해답을 제공하는 것이 아니라 오히려 방해하고 있다.

나는 콜레스테롤 이론 옹호자들에게 나의 이론이 잘못되었음을 증명하도록 3주일, 30일도 아닌 30년의 시간을 주었다. 그러나 그들은 나의 이론을 반박하는 데 완전하게 실패했다.

나의 동맥경화 염소 이론은 '더 많은 연구가 필요하다' 고 말하는 사람들로부터 무시당하기에는 너무나 소중하다. 이미 미국 환경보호국의 자체 연구로 재확인을 받았고, 나 역시 이 책에서 여러 가지 증거를 제시했다. 그보다 얼마나 더 많은 증명이 필요하단 말인가.

그렇다고 내가 상수도의 염소는 위험한 약물이므로 즉시 금지되어야 한다고 주장하는 것은 아니다. 염소의 소독작용까지 무시할 수는 없다. 따라서 정부가 모든 실험을 마치고 완벽하게 독이 없는 물을 공급하는 데는 오랜 시일이 걸릴 것이다. 그러므로 각 가정에서는 느리지만 냉혹한 파괴력을 지닌 염소 섭취로부터 스스로를 보호해야 한다. 캘리포니아 주를 비롯한 몇몇 지역에서는 대다수의 주민들이 정수물이나 생수, 염소가 없는 소프트드링크를 마시고 있다. 지난 20년 동안 미국에서 심장마비 발생률이 떨어진 이유가 바로 여기에 있다.

아직도 나의 이론에 의심이 간다면, 수탉 실험을 한번 해보기 바란다. 이는 특별한 연구자금이 없어도 가능한 실험이다. 그런 다음 나를 비난해도 좋다. 분명 당신은 진실을 알게 될 것이고 더불어 지금까지 내가 했던 말이 모두 옳다는 것을 깨닫게 될 것이다.

마지막으로 나의 주장에 제기될 수 있는 또 다른 비판 한 가지만 짚어보고 싶다.

심장마비와 뇌졸중을 발생시키는 염소의 치명성이라는 엄청난 개념을 대규모의 과학적 입증도 없이 대중에게 공개하는 것은 '시기상조'가 아니냐고 지적할 사람이 분명 있을 것이다. 이렇게 말하는 사람에게 한 가지만 묻고 싶다. 그렇다면 더 살 수 있는 사람을 그냥 죽도록 방치하는 것은 올바른 일인가? 의사로서 나의 책임은 자신의 명성과 지갑을 걱정하는 특정한 이익집단이 아니라 나의 환자들 더 나아가 이 사회에 있다.

이 시점에서 나는 오하이오 주에 위치한 미국 환경보호국 실험실에서 나의 동맥경화 염소 이론을 확인했으며, '분자와 세포 수준에서 이 현상을 이해하기 위한 결정적인 연구'도 실행했다는 것을 말해 두고자 한다. 이것은 1987년에 미국 정부가 나의 이론을 결정적으로 입증했음을 의미한다. 나의 염소 이론은 더 이상 이론이 아니라 현실이다. 염소 이론은 논쟁의 여지가 없는 사실이다.

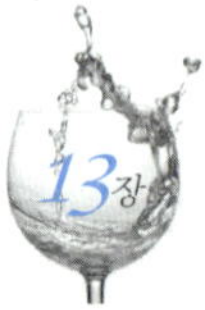

해결되지 않은 문제들

많은 사람이 연구비용이 충분하면 어떠한 질병이든 정복될 수 있다고 생각하며, 자금이 많으면 많을수록 소요되는 시간은 짧아질 것이라고 믿는다. 불행히도 이러한 사고방식은 불합리하다. 물론 폴리오(척수성 소아마비)의 경우에는 돈의 힘이 컸다. 그러나 폴리오의 경우, 그 돌파구는 소프 백신이나 세이빈 경구 백신을 성공적으로 개발해 실용적인 프로그램을 시행하기 150년 전에 이루어졌다.

폴리오의 재앙을 정복하는 일에는 새롭거나 창의적인 사고방식이 필요하지 않았기에 그야말로 돈 문제만 남아 있었다. 그러다가 충분한 자금이 지원되자 실험을 몇 배로 늘릴 수 있었고, 마침내 바이러스를 성공적으로 키울 수 있는 배양기를 발견했다. 그리고 뒤이어 효과적으로 사용할 수 있는 백신을 만들기 위해 바이러스를 희석하는 적절한 방법을 발견했다.

이와는 대조적으로 사고의 획기적인 변화가 이루어지지 않아 실패 혹은 비효과적인 결과를 내고 있는 경우도 많다. 암이 무엇인지에 대해 두 명 이상의 연구자가 동의하지 못하는데, 암에 대한 치료법을 발견할 수 있겠는가?

암은 표면적으로는 비슷해 보이지만, 실제로는 상당한 차이가 있다. 이에 따라 모든 전염병에 효과가 있는 항생제가 없는 것처럼, 한 가지 치료법이 모든 '암'을 치료하지는 못한다. 폴리오와 달리 아무리 위대한 천재라도 암을 정복한 공적을 혼자서 인정받거나 노벨상을 받는 일은 없을 것이다. 그럼에도 불구하고 기부금과 연방보조금을 계속 지급받기 위해 암의 잠재적 '치료제' 발견이 곧 성공할 것이라는 뻔뻔한 주장들이 뉴스에 정기적으로 실리고 있다.

이 책에서도 동맥경화증과 그에 따른 후유증인 심장마비 및 뇌졸중의 발병 원인이 염소 섭취와 관련되어 있다는 설명을 하고 있지만, 죽상판이 생성되는 정확한 원리는 여전히 분명하지 않다.

우리는 이제 염소를 섭취하지 않는 건강한 사람에게는 동맥경화가 나타나지 않는다는 것을 알았다. 그러나 염소가 인체 내에서 질병을 발현하는 정확한 방법에 대해서는 아무것도 모른다.

단순히 염소가 정상적으로 생기는 콜레스테롤을 동맥 내벽에 쌓이도록 만드는 것일까? 아니면, 인체의 생화학 체계 전체에서 일어나는 수많은 상호작용의 복잡한 원리일까?

1986년 12월 7일, 미국 환경보호국 독물학자인 J. 피터 베르츠 박사가 미시건 주 카슨빌 진료실에 있던 나에게 전화를 걸어 그들이 발견해 낸 동맥경화의 정확한 생화학적 구조를 구체적으로 설명해 주었다. 그는 타액과 반응을 일으킨 염소가 특별한 화학합성물을 만들어내는데, 그 물질이 동맥 내벽에 쌓여 실제로 죽상판을 만들어내는 결과가 나온다고 했다.

오늘날, 정통 의학 연구자들은 콜레스테롤 산화물이 동맥의 내피세포를 관통하여 안쪽에 쌓이는 것으로 죽종의 발달이 시작된다고 생각한다. 이 이물질(콜레스테롤 산화물)은 자연에서는 존재하지 않기 때문에 '이물질'로 여겨져 백혈구가 잡아먹는다. 이러한 과정에서 문제가 해결되는 것이 아니라 오히려 동맥경화의 초기 징후인 '거품세포'가 생기고 만다. 그리고 나중에 '거품세포'가 생긴 부위는 근육에 의해 '기질화(organization; 몸 안으로 침입하거나 몸 안에 생긴 무생물이 결합조직의 혈관에 의해 융해 및 흡수되어 배제되는 과정)하여 다 자란 죽종을 만들어내고, 그 죽종이 동맥의 내벽을 막는다.

콜레스테롤 산화물은 일반적으로 인체 내에서 발견되지 않는다. 이것은 정상적인 콜레스테롤(인체 스스로 생성한 콜레스테롤이든, 음식물로 섭취된 콜레스테롤이든 상관없이)이 마시는 물에 함유된 염소와 결합해 산화한 결과다. 염소는 매우 강력한 산화제이다.

내가 생각하고 있는 또 다른 문제는 미세혈관계 폐색의

존재와 중요성이다. 수탉 실험은 인체 내에서 염소가 이런 종류의 작용을 할 가능성이 있음을 강하게 시사했다.

보수적인 의학은 심장이 약해지고 비후해져 부정맥이나 심부전에 쉽게 걸릴 수 있는 상태로 만드는 동맥경화성 심질환의 존재를 인정한다. 특히 이 용어는 관상심장동맥의 내경이 막혀 생기는 전형적인 관상동맥 심질환과 구분되는 질병인 것처럼 보인다. 그렇다면 동맥경화성 심질환은 관상동맥에서 염소가 만들어내는 죽상판과 달리, 미세순환계가 약해져서 생기는 결과인가?

노인성 치매는 유일한 병인이 염소인가? 동맥판의 일부에서 반복적으로 발생하는 색전증은 '미니 뇌졸중(다발경색치매)' 뿐 아니라, 뇌 자체의 미세혈관계가 약해져 뇌로 가는 혈류가 약해지기 때문에 발생하는가? 나는 염소가 뇌의 미세혈관계에 미치는 영향이 알루미늄 병인론보다 알츠하이머병의 원인일 가능성이 더 크다고 생각한다.

폐경기 이전의 여성은 왜 동맥경화와 그 결과로 나타나는 질병으로부터 보호받고 있는지도 풀리지 않은 문제 중 하나다. 나는 일반 대중이 폐경기 이전의 여성은 당뇨나 고혈압, 홍반성낭창 같은 다른 질환이 없을 경우, 동맥경화증으로 동맥이 막히는 것으로부터 100퍼센트 보호받는다는 사실을 모른다는 점이 놀랍다. 치료를 하다보면 젊고 건강한 여성들이 콜레스테롤 이론 옹호자들의 지속적이고 대대적인 캠페인에 설득되어, 동맥경화증이나 심장마비, 뇌졸중으로부터 스스로를 보호하겠다는 잘못된 신념으로 몸에 좋은 붉은 고기나 달걀 같은 음식을 피하는 것을 보게 된다. 그렇게 어리석을 수가!

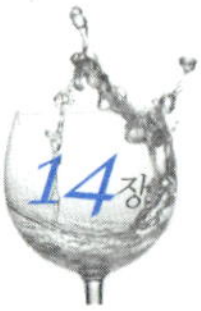

14장

관심 있는 시민으로서 당신의 의무

하워드 W. 하가드 박사는 자신의 저서 「악마, 약 그리고 의사」에서 이렇게 말한다.

"천연두 백신을 도입한 제너의 공로를 받아들이는 사람들의 태도는 다른 인도적인 기술혁신을 대하는 태도와 다르지 않았다. 몇몇 사람은 격찬하며 받아들였고, 그보다 좀더 많은 사람은 맹렬하게 반대했으며 대다수의 사람은 무관심했다."

의외로 사람들은 냉소적이다. 자신의 건강과 직결된 문제임에도 무심한 것이다.

1988년, 랄프 네이더는 '네이더 리포트' 에서 이렇게 기록하고 있다.

"미국에서 순수하고 안전한 물을 마실 수 없도록 하는 유일한 장애물은 정치적인 것이다. 많은 사람이 마시는 물에 들어 있는 유독 화학약품이 건강을 위협한다는 것을 인식하고, 행동을 취해줄 것을 요구한다면 문제는 해결될 것이다."

하지만 누가 정부의 행동을 촉구할 것인가. 설사, 그런 요구를 할지라도 법률 제정자들은 별다른 반응을 보이지 않을 것이다.

그래도 행동하라. 요구를 하라.

그 전에 먼저 내가 수십 년 동안 개인적으로 해온 것처럼 염소로 소독한 수돗물을 더 이상 한 모금도 마시지 말고 건강을 보호하라. 한동안 염소로 소독한 물을 피하고 나면 염소로 소독한 물에 얼마나 민감해지는지 스스로 놀랄 것이다. 어쩌면 식당에서 내놓은 물을 마시다 구역질을 할지도 모른다.

15장

염소 이론에 대한 다양한 관심

라이너스 폴링 의학 과학연구소

(Linus Pauling Institute of Science and Medicine)

친애하는 프라이스 박사,

여행을 다녀오느라 답장이 늦어진 것을 사과드립니다.

당신의 책과 편지를 꼼꼼히 읽었습니다. 당국의 무관심으로 많은 어려움을 겪었다고 하니 유감입니다.

제가 도울 길이 있다면 알려주시기 바랍니다.

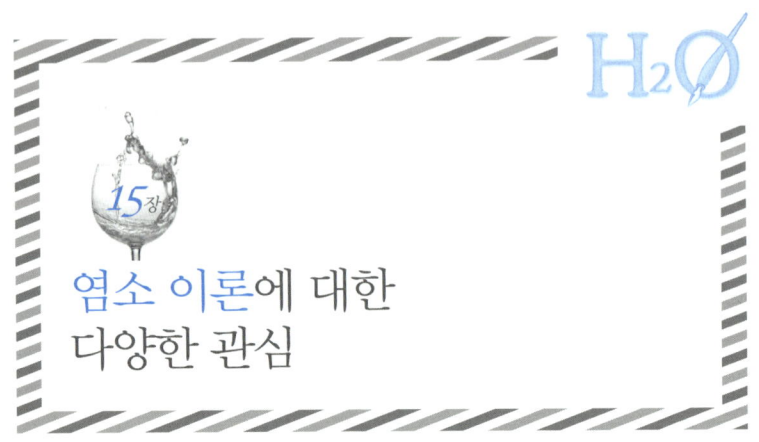

염소와 염소로 소독한 물의 작용에 대해 생각해 보았습니다. 소독한 물을 통해 섭취된 염소는 소화관에서

염화물로 환원되어, 혈류로 들어가지는 않을 것입니다. 그러므로 염소는 주로 섭취하는 음식에 영향을 줄 가능성이 있습니다. 추측하건대 이 영향은 음식에 있는 환원제의 산화일 겁니다.

한 가지, 비타민 C가 파괴될 가능성이 있기는 합니다. 수년 전에 실시한 조사에 따르면 미국인의 음식물을 통한 비타민 C 평균 섭취량은 하루 49mg이었습니다. 물 속에 들어 있는 염소의 양이 그만큼의 비타민 C를 파괴할 가능성은 크지 않습니다. 더욱이 닭은 세포 내에서 훨씬 더 많은 비타민 C를 생산하기 때문에 귀하의 실험에 사용된 물의 염소 양이 훨씬 많았다고 하더라도 그만큼의 비타민 C를 모두 파괴할 가능성은 거의 없습니다. 실제로 실험그룹의 닭들에게서 괴혈병의 징후는 보이지 않았잖습니까?

반면, 평균적인 비타민 E 섭취량은 15 I.U.로 훨씬 더 적은데, 특히 화학량(化學量)적 요인이 큰 것으로 보아 음식에 들어 있는 비타민 E의 상당량이 마시는 물에 들어 있던 염소에 파괴되었을 것입니다. 따라서 염소 처리된 물에 의한 비타민 E의 파괴가 그 요인일 것입니다.

–라이너스 폴링

미 환경보호국

(United States Environmental Protection Agency)

존경하는 리글 의원님,

염소와 심혈관질환 사이의 관계를 논한 조셉 프라이스 박사의 편지를 첨부해서 보내주신 귀하의 서한에 답을 보냅니다. 미 환경보호국은 염소와 기타 식수 살균제가 건강에 미칠 수 있는 영향을 염려하고 있으며, 1979년에 살균제 부산물을 통제하기 위한 법규를 공포했습니다. 이 법규는 현재 재고되고 있으며 타당하다면 살균제 잔여물로까지 그 범위를 확대하려고 하는 과정에 있습니다. 이 조례는 1988년에 제안될 계획입니다. 이 법규의 목표는 살균제 사용으로 발생할 수 있는 심혈관질환 및 기타 건강에 미치는 영향으로부터 대중을 보호하기 위한 것입니다.

법적 규제활동 외에도 미 환경보호국의 연구개발부는 염소와 심혈관질환에 대한 동물과 인간 실험을 실시하고 있습니다. 구체적으로 우리는 염소와 이산화염소, 클로라민이 용량에 따라 죽상판과 심혈관질환 형성에 어떤 영향을 미치는지 알아내기 위해 토끼와 비둘기 실험을 진행하고 있습니다. 동시에 우리는 이러한 화합물들이 혈청콜레스테롤 수치, 혈압, 기타 심장질환과 관련된 임상 범위에 어떤 영향을 미치는지 알아내기 위해 철저한 통제 하에 인간 임상연구도 진행하고 있습니다. 마지막으로, 특정 인구 집단에서 식수에 포함된 염소가 심혈관질환에 어떤 영향을 미치는지 알아보기 위해 위스콘신 주에서 전염병학적 연구를 진행하고 있습니다.

우리는 이것이 식수에 살균제를 사용하는 것의 잠재적 위험을 측정하기 위한 강력한 연구 프로그램이라고 믿습니다. 이 연구는 환경보호국의 사명을 걸고 직접적으로 지지합니다.

프라이스 박사가 미 환경보호국이 '비협조적' 이라고 비난한 것에 대해 저는 프라이스 박사의 서한에 인용된 레비스 박사의 연구자금을 지원한 것이 환경보호국이며, 그 연구 결과는 환경보호국의 승인 아래 발표되었다는 것을 말하고 싶습니다. 저는 환경보호국의 여러 가지 활동이 이 문제를 심각하게 받아들이고 있다는 점을 잘 보여준다고 믿습니다.

이 문제에 관심을 보여주신 것에 감사드립니다.

–도널드 D. 에레스, 연구개발 부부장 대행

미 환경 보호국 연구개발부

(United States Environmental Protection Agency Office of Research and Development Health Effects Research Laboratory)

친애하는 프라이스 박사,

동맥경화증의 병인에 염소 처리된 식수가 관련이 있다는 박사의 글을 요청하기 위해 이 글을 씁니다.

영장류와 기타 실험동물을 통한 제 연구에서 염소로 소독한 물을 섭취하는 것이 혈청 '고밀도 지단백(HDL)'과 결합한 콜레스테롤을 저하시키는 원인이 되어, 콜레스테롤 결합을 'LDL' 형태로 바꾸는 것이 관찰되었습니다. 관상동맥 심질환을 예방하는 데 HDL이 관여하는 것과, 동맥경화증 병변의 발현에 LDL이 역할을 한다는 것은 박사도 이미 아시리라 믿습니다.

이제 우리는 이 현상을 분자, 세포 수준에서 파헤치기 시작했습니다. 머지않아 이와 관련된 작용원리에 대해 효과적인 입증을 할 수 있으리라 생각합니다.

제가 볼 때, 동맥경화증 병변이 염소로 소독된 물과 연관되어 있다는 박사의 초기 연구가 의학계 동료들에게 거의 받아들여지지 않은 것 같습니다. 당연히 그럴 수밖에 없을 겁니다. 박사의 연구가 발표된 시기에는 지단백 대사에 대한 개념이나 우리가 지금 사용하는 연구 방법은 전혀 알려지지 않았습니다. 저는 박사의 예리함과 관찰력 그리고 마치 추리극처럼 병리현상의 원인 인자를 찾아내는 데 보여준 통찰력의 정확성에 찬사를 보냅니다.

저는 박사의 글과 실험기록에 특별한 관심이 있습니다. 특히 저는 닭들에게 죽상판이 처음 생기기 시작한 시기와 투여한 용량에 따른 반응이 궁금합니다.

박사가 저에게 보내주신 글이나 실험 정보는 신속히 되돌려드릴 것을 약속합니다. 답장을 주시면 대단히 감사하겠습니다.

–J. 피터 베르츠 박사, 독물학자